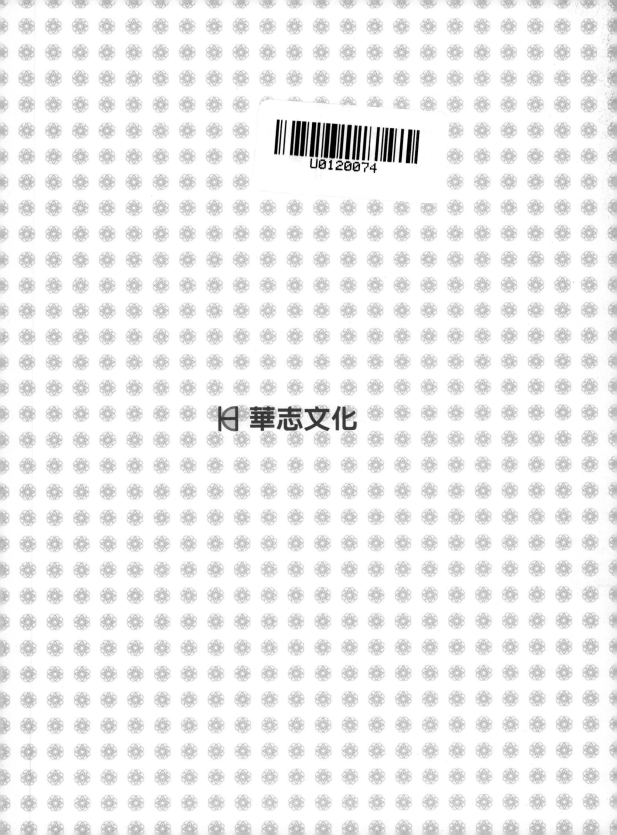

華志文化

華志文化

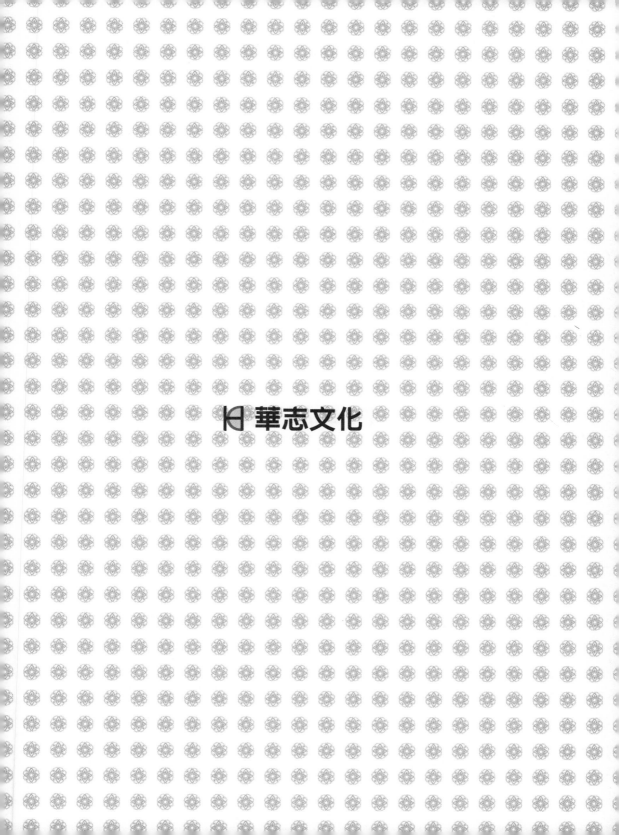

華志文化

華志文化

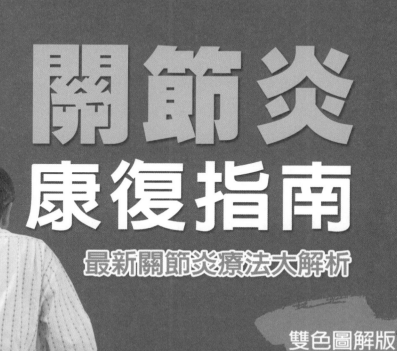

關節炎
康復指南

最新關節炎療法大解析

雙色圖解版

丑鋼、李曙波醫師 主編

據統計，超過半數的50歲左右中年人患有骨性關節炎，
65歲以上老人中有90％女性和80％男性患骨性關節炎，
你需要懂的關節自我養護法與基本的關節炎治療知識。

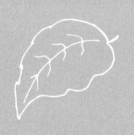

內容簡介

　　本書主要包括六部分內容。分別闡述了膝關節骨性關節炎的概念、病因、臨床表現及其轉歸預後，膝關節骨性關節炎的「4+X」治療方法，膝關節骨性關節炎的功能鍛鍊、飲食護理、情緒護理，膝關節骨性關節炎疑難問題的「一問一答」，以及膝關節骨性關節炎的治療展望。

　　全書十餘萬字，簡練精闢，既有臨床診療模式，又有醫學理論基礎，更有針對病人的個性化健康教育。不僅是寶貴的臨床經驗總結和提高，還為膝關節骨性關節炎的診斷、治療、康復提供新的觀念，是較全面的有關膝關節骨性關節炎知識的參考讀本。

　　本書是專業性很強的醫學健康讀物，主要供膝關節骨性關節炎病人及關心膝關節骨性關節炎疾病的讀者參考，也可供從事骨傷科臨床、科研、護理的工作人員參考。

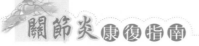

主編介紹

丑鋼，男，湖南長沙人，主任醫師，現任武漢市中醫醫院骨關節病科主任、湖北中醫藥大學碩士研究生導師、中國中醫骨傷學會膝骨關節炎專業委員會委員、湖北省中醫中藥學會骨傷專業委員會委員、武漢市中醫藥學會骨傷專業委員會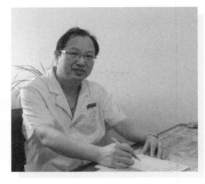委員、《中國中醫骨傷科雜誌》特邀編委，在國家及省級專門刊物上發表論文十餘篇。

丑鋼主任醫師二十餘年如一日地堅持在臨床一線工作，擅長中西醫結合治療各種複雜難治的骨折、脫位及軟組織損傷，獨特的接骨手法具有療效好、痛苦小、恢復快的特點，近年來總結傳統中醫理論，繼承名老中醫學術精粹，結合自己的臨床經驗，在治療膝關節骨性關節炎方面行成了一套行之有效、獨具特色的治療方法。

該方法以「骨為筋用，骨筋並重」為理論重心，認為膝關節骨性關節炎是「骨－軟骨－軟組織」三位一體的疾病，運用中醫藥方法「外治筋骨皮，內治氣血液」，從而在治療上解決了重度膝關節骨性關節炎必須手術置換的難題，為眾多年長病人帶來了福音。

序

　　伴隨著社會發展、社會經濟的日益強盛，以及人類文明程度的日益提升，健康愈來愈受到人們的高度關注。然而究竟什麼是健康？在人們的生產力、生活、工作、學習及社會實踐活動的各個領域和環節中，其均能得到充分的展現，但更多的人在年輕力壯之時，並未關注和重視健康，真可謂「少壯不努力，老大徒傷悲」。

　　因此以作者董曉俊等人撰寫的《骨傷疾病康復指南叢書》提出，人們不僅要從生病的時候高度關注和重視身體的健康與康復，更要隨著環境的變化、工作條件的影響、年齡的增長及身體狀況的改變，在沒有疾病時亦要充分注重身體健康，只要有了健康的理念和意識，均可因時、因地、因人來有意識地開展有益於身體健康的公益戶外活動和運動，以全面提升人體各系統的健康指標，來維持人體真正意義上的健康。

　　本書是一部專業性較強的醫學保健書籍，對膝關節骨性關節炎的預防、治療和康復等方面，為人們提供具有實際用途的諸多方法，特別是書中介紹的小針刀療法、針灸術、推拿手法、中藥薰蒸療法、外敷藥、中藥製劑、藥酒療法、功能鍛鍊等多種方法，不僅有益於基層醫療單位的醫務工作者指導臨床工作，對許多亞健康人群和中老年病人同樣具有較強的指導作用。

　　是為序。

中華中醫藥學會理事•武漢市中醫醫院院長　　張荒生

前言

　　骨性關節炎（OA）是一種退化性關節疾病，又稱為肥大性關節炎、退化性關節炎，是骨科領域的常見病、多發病，是一種嚴重危害中老年人健康的慢性進行性骨關節病。在大於50歲的人群中，骨性關節炎在導致長期殘疾的疾病中，患病率僅次於心血管疾病，居於第二。膝關節骨性關節炎的患病率為9.56%，女性發病多開始於40歲，男性開始於50歲，70歲以上的患病率幾乎達到80%～90%。骨性關節炎的發病在性別上有一定差別，女性大於男性。隨著人類壽命的延長，老年性膝關節骨性關節炎的發病率有逐年上升的趨勢，造成很大的財產損失，還影響社會發展。

　　1995年國際膝關節骨性關節炎（KOA）專題會議提出了膝關節骨性關節炎的定義，認為骨性關節炎是力學和生物學因素共同作用下，導致軟骨細胞、軟骨下骨以及細胞外基質三者降解和合成的正常偶聯失衡的結果。該病臨床表現為：膝部疼痛、乏力，上下樓困難，可併有膝部僵硬、畸形，若誘發急性滑膜炎可出現紅、腫、發熱以及疼痛，而且此病還容易反覆發作，十分頑強，沒有一種特效性治療能夠解決其所有問題。所以解決膝關節骨性關節炎治療的困難點在於：疼痛、關節功能障礙、易發作等。

　　我們密切關注國內外最新研究進展，廣泛查閱資料，發揮傳統醫學精髓，結合二十多年的臨床經驗，創造性地提出了膝關節骨性關節炎的「4+X」療法，即以「針刀止痛、手法鬆解、中藥口服、中藥薰蒸」為核心，個性化配合其他療法來系統性治療膝關節骨性關節炎。該療法臨床上取得很好的療效，並獲得較高的滿意度。治療理念是「三階梯療法」，即先保守，後微創，最後

才考慮手術。

　　我們編寫本書的核心理念是：系統性全面整理和提煉臨床經驗，在臨床實踐中不斷最佳化治療方案，力求簡、便、驗、廉。我們相繼提出了「4+X」治療理論，創造了多種功能鍛鍊法。這些理論和方法講究實用、有效，醫生和病人易於接受，便於操作。在專篇專節中蒐集整理了病人的各方面疑難問題，以「一問一答」的方式分門別類地列出，盡量以生活化的語言給予解惑答疑，力求通俗易懂，為病人在長期與病魔抗爭中能夠充滿信心、鼓起勇氣、調整情緒、提高生活品質等方面提供了一個有力的助手。本著中西醫結合的原則，既要發揮傳統醫學的精髓，又要參考最新研究成果，開拓新思路，打開新視野，為此我們繪製和拍攝了大量插圖，盡量做到圖文並茂，一目了然。

　　此書的編輯過程中，得到中醫、西醫、中西醫結合的骨科同道們的積極支持和幫助，給本書提出不少寶貴的意見。他們為本書的出版殫精竭慮、付出艱辛的工作，只因大家有一個共同的心願就是推動骨傷治療事業的發展，特別是惠及更多需要幫助的膝關節骨性關節炎病人，我在這裡向他們表示深深的感激和致意。由於我們的認知和實踐經驗有限，疏漏之處在所難免，希望廣大讀者不吝賜教。

丑鋼

李曙波

武漢市中醫醫院

第一章 概述

第二章 認識膝關節

第三章 膝關節骨性關節炎的特色療法

第四章　膝關節的自我養護

第五章　膝關節相關疾病

第六章：膝關節骨性關節炎一問一答

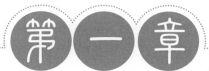

概述

　　骨性關節炎又名退化性關節炎、增生性骨關節炎，該病既有軟骨退化性變，亦有新骨的形成或兩者同時存在。本病的發生率隨年齡的增高而增多，是一種常見的老年人的關節病。

　　骨性關節炎是一種慢性關節疾病，它的主要改變是關節軟骨面的退化性變和繼發性的骨質增生。主要表現是關節疼痛和活動不靈活，X光片顯示關節間隙變窄，軟骨下骨質緻密，骨小梁斷裂，有硬化和囊性變。關節邊緣有唇樣增生。後期骨端變形，關節面凹凸不平。關節內軟骨剝落，骨質碎裂進入關節，形成關節內游離體。

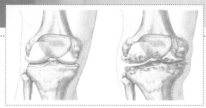

▲ 正常膝關節（左）與異常膝關節（右）

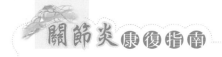

一、什麼是膝關節骨性關節炎

膝關節骨性關節炎（KOA），又稱膝關節退化性骨關節炎，是一種常見的慢性、進展性關節疾病。其病理特點為膝關節軟骨變性、破壞、軟骨下骨硬化、膝關節邊緣和軟骨下骨反應性增生、骨贅（俗稱骨刺）形成。中醫認為本病是由於人體正氣不足，腠理疏豁，風、寒、濕、熱等外邪襲入，閉阻經絡，氣血運行不暢，或變生痰濁、瘀血等邪留滯於筋骨與膝關節，導致肢體疼痛、重著、麻木、屈伸不利或關節腫大、僵直、畸形，甚至發展為以肌肉萎縮為主要臨床表現的病徵。

膝關節骨性關節炎的發生與年齡有著密切的關係，年齡低於45歲者，發病率為2%～3%；45～64歲者為24.5%～30%；超過65歲者可高達58%～68%。

膝關節骨性關節炎可以分成原發性和繼發性兩種。原發性的找不到病因，繼發性的係在原有疾病基礎上發展成。

事實上，有許多疾病，包括先天性關節發育異常、兒童時期關節病變、外傷、各種代謝性疾病和多種促使軟骨崩壞的關節內炎症，它們都可能是導致骨性關節炎的原因。骨性關節炎實際上並非感染性炎症，主要為退化性變，屬關節提前老化，特別是關節軟骨的老化。骨性關節炎代表著關節的衰老，故稱之為老年性關節炎。

二、發病因素

1. 肥胖

體重的增加和膝關節骨性關節炎的發病率成正比。肥胖亦是病情加重的因素。肥胖者的體重下降，則可以減少膝關節骨性關節炎的發生。

2. 骨質密度

當軟骨下骨小梁變薄、變僵硬時，其承受壓力的耐受性就減弱，因此，骨質疏鬆者出現骨性關節炎，包括膝關節骨性關節炎的機率就增多。

3. 外傷和力的承受

異常狀態下的關節，如在髕骨切除術後關節處於不穩定狀態時，關節承受肌力不平衡再加上局部壓力，就會出現軟骨的退化性變。正常的關節在活動甚至劇烈運動後並不會出現骨性關節炎。

4. 遺傳因素

不同種族的關節受損情況是各不相同的，如髖關節、腕掌關節的骨性關節炎多見於白種人，但在有色人種（黑種人與黃種人）中少見。本病在性別上亦有差異，女性較多見。資料顯示，手指遠端指間關節的骨性關節炎（Heberden結節）患病率即與遺傳有關，患有此病的婦女，其母親和姊妹同部位的骨性關節炎發病率遠比無此病的家屬要高2～3倍。

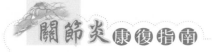

三、發病機制

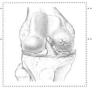

▲ 關節軟骨的破壞

　　關節軟骨是由1～2公釐厚度的膠原纖維、糖蛋白、透明質酸酯聚集而成，當水合作用時就產生如同墊子一般的作用，以吸收和分散所承受的負重和機械力量。肌肉的收縮除帶動關節活動外，同時發揮橡皮帶一般的作用，吸收了大量傳來的衝力，保護了關節。當發生意外（如摔跤）時，因為肌肉對此突發的震動不能及時出現保護性反應而使關節負重加重，可導致關節損傷。此外，肌肉老化、周圍神經病變時，肌肉吸收能量的功能也大大地減弱。協助軟骨承負重的另一因素是軟骨下呈現網狀分布的骨結構，其質地雖較軟骨硬，但比骨皮質軟，故具有高度彈性，有利於承受壓力。

　　可以看出骨性關節炎多出現在以下兩種情況：一是關節軟骨、軟骨下骨、關節周圍肌肉有異常時，如老年性退化性變、骨質疏鬆、炎症、代謝性疾病等；二是關節軟骨、關節下骨質、關節周圍肌肉雖正常，但因承受了過度性壓力，如肥胖、外傷等。

　　病理：關節軟骨的變形發生最早，具有特徵性病變。軟骨基質內糖蛋白丟失時，關節表層的軟骨軟化，在承受壓力的部位出現斷裂，使軟骨表面呈細絲絨狀物。之後軟骨逐漸片狀脫落而使軟骨層變薄甚至消失。軟骨下的骨質出現微小的骨折、壞死，關節面及周圍的骨質增生構成X光片上的骨硬化、骨贅（俗稱骨刺）及骨囊性變。關節滑膜可因軟骨和骨質破壞，代謝物脫落入關節腔而呈腔輕度增生性改變，包括滑膜細胞的增生和淋巴細胞的浸潤，其程度遠不如類風濕性關節炎明顯。嚴重的骨性關節炎其關節囊壁有纖維化，周圍肌腱亦受損。

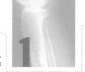

四、膝關節檢查法

（一）望診

1. 步態

觀察步態是否平穩而有節律。仔細觀察有無因膝關節僵直或疼痛而引起異常步態。

2. 膝關節腫脹

外傷是膝關節腫脹最常見的原因。膝關節病變如急性化膿性炎症、滑膜炎、風濕性關節炎、結核、腫瘤等均可出現關節腫脹。

3. 膝周圍局限性腫塊

如髕上滑囊炎、脛骨結節骨骺炎、膕窩囊腫、骨軟骨瘤可出現局限性包塊或高凸畸形。

4. 股四頭肌萎縮

觀察膝關節上方肌肉的輪廓，兩側是否對稱？有無萎縮？膝關節半月板損傷、膝關節結核、下肢骨折長期固定，可出現股四頭肌萎縮。

5. 膝關節畸形

正常的膝關節有5°～10°的生理外翻角，若超過15°則為膝外翻畸形。如單側出現膝外翻畸形稱「K」形腿；兩側膝外翻畸形稱「X」形腿。反之，正常生理外翻角消失，形成小腿內翻畸形，若為兩側稱「O」形腿。正常的膝關節伸直可有0°～10°的過

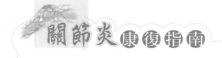

伸，如過伸超過15°，則稱為膝反張畸形。

（二）運動檢查

1. 屈曲

檢查時患者俯臥位，兩腿並齊，醫者一手按住大腿下部，另一手扶住足部，囑患者做屈膝動作，正常可達145°。如測肌力，醫者可用扶足部的手對屈膝施加阻力。

2. 伸直

檢查時患者坐於檢查床邊，雙小腿下垂，囑其主動伸膝，正常為0°。若測肌力，醫者用手對伸膝施加阻力。

3. 內、外旋

膝關節完全伸直後無側屈和旋轉運動。當屈曲90°時，內、外旋轉運動可達10°～20°。

（三）觸診

1. 骨觸診

檢查時患者取坐位或仰臥位，兩膝屈曲90°，膝關節的骨隆起和關節邊緣容易觸診清楚。先於膝關節前面觸診股骨和脛骨間關節間隙。在膝關節內側可觸及股骨內側髁、脛骨內側髁。在膝關節外側可觸及股骨外側髁、脛骨外側髁及腓骨小頭。膝關節前下方可觸及脛骨結節，檢查有無壓痛和異常隆起。髕骨在膝關節前方，屈膝位時位置固定，不能移動，伸直時可以移動，其內側與外側的一部分可觸摸到。當罹患繼發性關節炎時，髕骨邊緣變得凹凸不平。

2. 軟組織觸診

　　檢查膝關節的前面、內側、外側、後面。在膝關節前面觸診髕韌帶，前內側觸診股內側肌，前外側觸診股外側肌，了解有無缺損、觸痛。

　　檢查內側半月板時，將小腿內旋，觸診有無壓痛。沿關節線向內、後方觸診內側副韌帶，檢查是否有觸痛和連續中斷。縫匠肌、股薄肌、半腱肌的肌腱位於膝關節的後內側，止於脛骨內側髁的前下方，檢查有無觸痛。

　　檢查外側副韌帶時，囑患者將被檢查側的踝部橫放在對側膝上，膝關節屈曲90°，髖關節外展、外旋，使髂脛束鬆弛，這樣可以觸摸到外側副韌帶，注意局部有無觸痛。髂脛束位於膝關節外側的稍前方，患者伸膝抬起下肢或抗阻力屈膝時，可以觸摸到，注意其收縮程度及有無攣縮。

　　腓總神經在橫過腓骨小頭下方處可以摸到。

　　檢查膝關節後面時，囑患者屈曲膝關節，對膕窩深部組織進行觸診，注意有無腫物。在膝關節後外側可摸到股二頭肌肌腱。患者在抗阻力屈曲膝關節時，在股骨後面，內、外髁的上方，可以摸到腓腸肌起點處的兩個頭，檢查有無缺損和觸痛。

（四）特殊檢查

1. 迴旋擠壓試驗

　　又稱麥克馬瑞（Mc Murray）試驗。檢查時患者仰臥，醫者一手握足，一手固定膝關節，使患者膝關節極度屈曲，盡力使脛骨長軸內

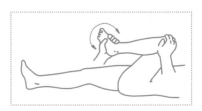

▲ 迴旋擠壓試驗

旋，並向內推擠膝關節使其外翻，小腿外展，慢慢伸直膝關節。如果膝關節外側有彈響和疼痛，即本試驗為陽性，表明外側半月板有損傷。按上述原理做反方向動作，使膝關節外旋內翻，小腿內收，然後伸直膝關節，如果有彈響和疼痛，即為陽性徵，表明內側半月板有損傷。

2. 旋轉提拉試驗

又稱阿普萊（Apley）試驗。

（1）擠壓或旋轉試驗。患者採俯臥位，膝關節屈曲90°，醫者一手固定膕窩部，另一手握住患肢足部，向下壓足，使膝關節面靠緊，然後做小腿旋轉動作。如有疼痛，顯示有半月板破裂或關節軟骨損傷。

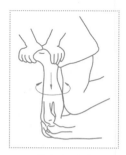

▲ 旋轉提拉試驗

（2）提拉試驗。本試驗有助於鑑別損傷處發生在半月板還是在側副韌帶。患者俯臥，膝關節屈曲90°，醫者一手按住大腿下端，另一手握住患肢足踝部，提起小腿，使膝離開檢查床面，做外展、外旋或內收、內旋活動，若出現膝外側或內側疼痛，提拉試驗則為陽性，表明有內側或外側副韌帶損傷。

3. 屈膝旋轉試驗

又稱提布瑞爾—費舍（Timbrill-Fischer）試驗。檢查時患者坐於床邊，雙膝屈曲，雙足下垂，醫者用拇指壓在患者關節間隙的前側方，相當於半月板處，另一手內旋和外旋患者小腿，反覆多次。如有半月板破裂之情形，可能在醫者拇指下突然感到有物體移動並引起疼痛。

4. 膝側副韌帶損傷試驗

　　檢查時患者採仰臥位，膝關節伸直，如檢查內側副韌帶，醫者一手置患者膝外側，推膝部向內，另一手拉小腿外展，這時產生鬆動感和內側疼痛，本試驗即為陽性，表明膝內側副韌帶損傷或撕裂。反之，檢查外側副韌帶有無損傷或斷裂。

5. 半月板重力試驗

　　檢查外側半月板時，患者採側臥位，將大腿墊高，使小腿離開床面，囑患者做膝關節屈伸運動，使外側半月板受到擠壓和旋轉，如外側發生疼痛或出現彈響，即為陽性徵。接著檢查內側半月板，囑患者反方向側臥，上面的腿略外展，做膝關節屈伸活動，使內側半月板受到擠壓和旋轉，若無彈響和疼痛，內側半月板正常。若出現彈響和疼痛，本試驗即為陽性。

6. 抽屜試驗

　　檢查時囑患者採仰臥位，雙膝屈曲90°，醫者用大腿壓住患者的足背，雙手握住小腿近端用力前後推拉。如果小腿近端向前移動，表明前交叉韌帶斷裂；反

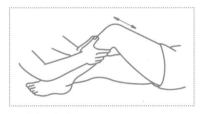

▲ 抽屜試驗

之，有向後過多的移動，表明後交叉韌帶斷裂。

7. 浮髕試驗

　　檢查時讓患者將患腿伸直，醫者一手壓在髕上囊部向下擠壓，使積液局限於關節腔。然後用另一手拇、中指固定髕骨內外緣，食指按壓髕骨，若感覺髕骨有漂浮感，重壓時下沉，鬆指時浮起，此即浮髕試驗陽性。表明膝關節腔內有積液。

8. 絞鎖徵

患者坐位或仰臥位，囑其進行膝關節屈伸活動數次，若出現關節疼痛且不能屈伸，即為陽性徵，表明半月板撕裂、移位而發生膝關節絞鎖。

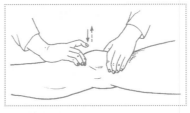

▲ 浮髕試驗

五、膝關節骨性關節炎的診斷

膝關節骨性關節炎的病理特點為關節軟骨變性、破壞、軟骨下骨硬化、關節邊緣和軟骨下骨反應性增生、骨贅（俗稱骨刺）形成。其具體診斷標準如下：

（一）膝關節骨性關節炎的西醫診斷

1. 症狀

膝關節骨性關節炎患者常有以下症狀：

① 髕骨下疼痛：髕骨下疼痛及摩擦感是膝關節骨性關節炎的早期症狀，多出現於活動過多時，受寒冷、潮濕影響而加重，上下樓梯時易出現，可有膝關節交鎖現象。

② 關節反覆腫脹：輕度外傷後引起關節積液、腫脹、疼痛，休息1～2個月後可自然緩解，但會反覆發作。

③ 膝關節功能障礙：膝關節僵硬是膝關節骨性關節炎的另一個主要症狀，常表現為「晨僵」，一般持續時間不超過15分鐘，活動後即緩解。隨病情逐步發展，膝關節出現內翻或外翻畸形，關節周圍骨贅增生，關節活動範圍受限，走平路或站立時感到疼痛，關節不穩定，嚴重時出現膝關節屈曲攣縮畸形。

2. 體徵

膝關節骨性關節炎患者體檢時可見股四頭肌萎縮，偶爾會觸及膝關節滑膜腫脹及浮髕試驗陽性，髕骨深面及膝關節周圍壓痛。關節活動輕度或中度受限，嚴重時，可見膝內翻或膝外翻畸形。

3. X光片

膝關節骨性關節炎早期，X光片檢查可能正常，偶爾可見髕骨上下緣有骨贅增生，之後可見膝關節間隙狹窄，軟骨下骨硬化，膝關節邊緣及髁間脊骨贅增生，軟骨下骨可見輕微囊性變，囊壁有一層緻密骨包繞。按X光片顯示結果，可將膝關節骨性關節炎嚴重程度分為五級。關節間隙狹窄（50%關節軟骨磨損）為I，關節線消失為II，輕度骨磨損為III，中度骨磨損（磨損0.5～1公分）為IV，嚴重骨磨損及關節半脫位為V。

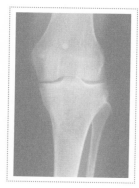

▲ 中度膝關節炎X光片所見

4. 化驗檢查

血尿常規、血沉一般正常。膝關節滑液檢查可見白血球增多，黏蛋白試驗陽性。

膝關節骨性關節炎的診斷標準：有膝痛及X光片顯示有骨贅，同時伴有下列三項中任一項者，年齡大於50歲、受傷膝關節僵硬小於30分鐘、膝關節有骨摩擦音。

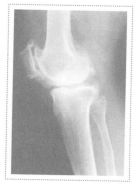

▲ 重度膝關節炎X光片所見

（二）膝關節骨性關節炎的中醫診斷

對於本病古時應當歸屬「骨痹」、「筋痹」範疇。《張氏醫通》曰：「膝為筋之腑……膝痛無有不因肝腎虛者」。《素

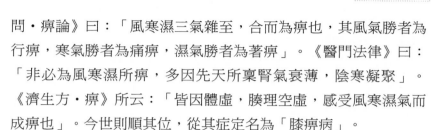

問‧痹論》曰：「風寒濕三氣雜至，合而為痹也，其風氣勝者為行痹，寒氣勝者為痛痹，濕氣勝者為著痹」。《醫門法律》曰：「非必為風寒濕所痹，多因先天所稟腎氣衰薄，陰寒凝聚」。《濟生方‧痹》所云：「皆因體虛，腠理空虛，感受風寒濕氣而成痹也」。今世則順其位，從其症定名為「膝痹病」。

膝痹病是指由於人體肝腎虧虛，正氣不足，腠理疏豁，風、寒、濕、熱等外邪襲入，閉阻經絡，氣血運行不暢，或變生痰濁、瘀血等邪，留滯於筋骨與關節，導致肢體疼痛、重著、麻木、屈伸不利或關節腫大、僵直、畸形，甚則肌肉萎縮為主要臨床表現的病症。

六、治療

1. 中醫治療

中醫對於關節炎病因病機的闡述最早見於《內經》，《素問・痺論》指出：「風、寒、濕三氣雜至，合而為痺，其風氣勝者為行痺，寒氣勝者為痛痺，濕氣勝者為著痺也」，「所謂痺者，各以其時重感於風寒濕者也」。除此之外，《素問・痺論》還認為：「所謂飲食居處，為其病本」，痺病的產生又與飲食和生活環境有關。而在《素問・評熱病論》中曰：「風雨寒熱，不得虛，不能獨傷人」、「不與風寒濕氣合，故不為痺」。可見古人對於關節炎的發病既看到了其外部因素，同時也意識到了它的內因，概括地說，風、寒、濕、熱邪是關節炎發生的外在條件，而諸虛內存、正氣不足才是其發病的內在原因。

根據臨床觀察結合證候研究，膝痺病的主要證型分為四型。

（1）瘀血凝滯證

特點：關節疼痛，痛有定處，如針刺，得寒溫均不緩解，舌質暗，脈沉澀。

（2）濕熱痺阻證

特點：關節腫痛，觸之發熱或自覺關節發熱，肢節屈伸不利，身不熱和身熱不甚，舌紅，苔黃厚膩，脈滑數。

（3）肝腎虧虛證

特點：膝痛無力，關節不穩，關節腫大，腰背腿膝沉重。步態搖擺，行動不便，苔少，脈沉弱或細數。

（4）風寒濕痹證

特點：關節冷痛腫脹，觸之不溫，屈伸不利，遇寒加重，遇熱緩解，夜間尤甚，舌淡，苔白厚膩，脈弦緊。

中醫藥治療本病主要著眼於辨證論治，透過對證候的把握實施不同的方藥。臨床常兼有兩種或兩種以上證型，各證型均可在基本方上進行加減。

2. 西藥治療

（1）透明質酸鈉

為關節腔滑液的主要成分，亦為軟骨基質的成分之一，在關節產生潤滑作用，減少組織間的摩擦，注入關節腔內後可明顯改善滑液組織的炎症反應，增強關節液的黏稠性和潤滑功能，保護關節軟骨，促進關節軟骨的癒合與再生，緩解疼痛，增加關節的活動度。常於關節內注射，1次25毫克，1週1次，連續5週，需嚴格無菌操作。

（2）氨基葡萄糖

為構成關節軟骨基質中的聚氨基葡萄糖（GS）和蛋白多醣的最重要單糖，正常人可透過葡萄糖的氨基化來合成聚氨基葡萄糖，但在骨性關節炎者的軟骨細胞內，聚氨基葡萄糖合成受阻或不足，導致軟骨基質軟化並失去彈性，膠原纖維結構被破壞，軟骨表面腔隙增多使骨骼磨損及破壞。聚氨基葡萄糖可阻斷骨性關節炎的發病機制，促使軟骨細胞合成具有正常結構的蛋白多醣，並抑制損傷組織和軟骨的酶（如膠原酶、磷脂酶A_2）的產生，減少軟骨細胞的損壞，改善關節活動，緩解關節疼痛，延緩骨關節炎症病程。口服一次250～500毫克，一日三次，餐後服用最佳。

（3）非甾體鎮痛抗炎藥

外用貼劑可抑制環氧化酶和前列腺素的合成，對抗炎症反應，緩解關節水腫和疼痛。可選用布洛芬，一次200～400毫克，一日三次；或氨糖美鋅一次200毫克，一日3次；尼美舒利1次100毫克，1日2次，連續4～6週。

3. 手術治療

骨性關節炎症狀十分嚴重、藥物治療無效，且影響日常生活的患者，就應該考慮手術治療。

（1）對膝關節骨性關節炎，有人主張先行關節鏡下關節清掃術，這一類手術對有些病人術後近期有一定的療效，但遠期效果則不能肯定。

（2）關節置換手術對於大多數骨性關節炎、股骨頭壞死、類風濕性關節炎病人，在緩解疼痛、恢復關節功能方面具有顯著效果，但由於關節置換手術存在一些近期和遠期併發症，如部件的鬆動和磨損、骨溶解，且這些併發症目前還不能完全解決。因此，嚴格掌握關節置換的手術指徵顯得十分重要。嚴格地講，手術指徵包括：①有關節損害的放射學證據。②存在中到重度的持續疼痛或者已造成殘疾。③對各種非手術治療無效的病人。

由於人工關節置換的效果與手術時間的長短、醫師的經驗、病人術前的身體狀況、圍手術期處理和康復訓練等因素密切相關。因此一個好的關節外科醫師應具備多方面的知識，並且訓練有素、技術熟練，才能獨立勝任人工關節置換手術。

4. 其他

包括病人的健康教育、自我訓練、減肥、有氧操、關節活動度訓練、肌力訓練、助行工具的使用、膝內翻的楔行鞋墊、職業

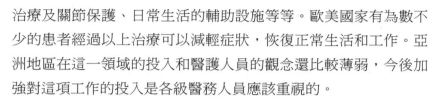

治療及關節保護、日常生活的輔助設施等等。歐美國家有為數不少的患者經過以上治療可以減輕症狀，恢復正常生活和工作。亞洲地區在這一領域的投入和醫護人員的觀念還比較薄弱，今後加強對這項工作的投入是各級醫務人員應該重視的。

　　膝關節骨性關節炎病人常出現股四頭肌肌力減弱，以往認為這是由於廢用性萎縮所引起的，但國外近來研究認為，股四頭肌萎縮並不完全是骨性關節炎所引起，而股四頭肌肌力減弱反而可能是造成膝關節骨性關節炎的危險因素之一，由於股四頭肌肌力的減弱，膝關節的穩定性受到了影響，正常肌肉所應有的緩衝能力降低，因此加強股四頭肌肌力的訓練和有氧訓練對骨性關節炎病人是有益的。

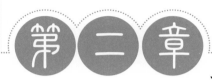

認識膝關節

膝關節是全身中結構最複雜、最大、所受槓桿作用力最強的一個關節。它雖為屈伸關節，但其運動則是二維的。其運動範圍雖不及肩關節、髖關節廣泛，卻具有更為精確、複雜的規律。

一、膝部的應用解剖

　　膝關節的大致結構：上方是股骨頭，下方是脛骨平台，中間有前後交叉韌帶，兩側是內外側副韌帶，前是髕骨與下方臏腱相連。

（一）骨性結構

　　膝關節由股骨遠端、脛骨近端和髕骨共同組成，其中髕骨與

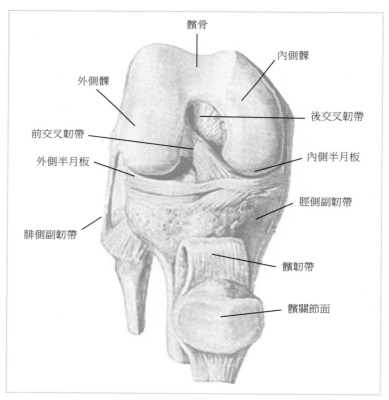

髕骨

內側髁

外側髁

後交叉韌帶

前交叉韌帶

內側半月板

外側半月板

脛側副韌帶

腓側副韌帶

髕韌帶

髕關節面

▲ 膝關節示意圖

股骨滑車組成髕股關節，股骨內、外髁與脛骨內、外髁分別組成內、外側脛股關節。在關節分類上，膝關節是滑膜關節（synovial joint）。

髕骨是人體內最大的籽骨，它與股四頭肌、髕腱共同組成伸肌裝置（extensor apparatus）。髕骨厚度為2～3公分，其中關節軟骨最厚處可達5公釐。髕骨後表面的上3/4為關節面，由縱向的中央脊、內側峭分為外側關節面、內側關節面和奇面，或稱第三面（theoddfacet thirdfacet）；內、外側關節面又被兩條橫脊劃分為上、中、下三部分，故共計有七個關節面。

髕骨後表面的下1/4位於關節外，是髕腱的附著點。股骨遠端的前部稱為滑車（trochlea），其正中有一前後方向的切跡將之分為內、外兩部分，滑車切跡向後延伸為髁間切跡（intercondylar notch, ICN），向前上延伸止於滑車上隱窩。

股骨遠端的後部為股骨髁（femoral condylars），由ICN分為股骨內髁和股骨外髁，分別與內、外滑車相延續，構成凸起的股骨關節面。從側面觀，股骨外髁弧度大於內髁，且較內髁更突前，而內髁比外髁更加向後延伸。參與構成膝關節的脛骨平台並非絕對水平，而是在一定程度上呈由前向後逐漸下降的趨勢，即所謂脛骨平台後傾角。

脛骨平台中央有一前一後兩個髁間棘，其周圍為半月板和交叉韌帶的附著處。外側脛骨關節面的前1/3為一逐漸上升的凹面，而後2/3則呈逐漸下降的凹面。內側脛骨關節面則呈一種碗形的凹陷。如此，凸起的股骨關節面和凹陷的脛骨關節面彼此吻合，使膝關節得以在矢狀面上做伸屈活動；然而外側脛骨關節面的特徵性凹陷結構又使得外側脛股關節面並非完全吻合，從而允許膝關節在水平面上有一定的旋轉活動。

此外，膝關節的伸屈活動也不是同軸運動而是具有多個暫態活動中心的運動。因此，在結構上膝關節是一個不完全的鉸鍊式關節（incongruent or modified hinge joint）：正常的膝關節具有約135°的屈曲和5～10°的過伸活動範圍，在水平軸面上向內、外有約3°的旋轉活動範圍，此外，尚存在前後和側向的小範圍活動。

（二）半月板解剖

半月板是關節內唯一沒有滑膜覆蓋的組織，其冠狀斷面呈三角形結構，可概括為「三面一緣」：與股骨髁相關的上表面，與脛骨平台相關的下表面，藉冠狀韌帶與關節囊、脛骨平台相連的周圍面（又稱半月板壁或半月板邊緣）及關節腔內凹形的游離緣。

除冠狀韌帶外，半月板的前後角藉纖維組織連接固定於髁間棘周圍。不僅如此，在前部半月板藉半月板髕韌帶與髕骨相連，故伸肌裝置可藉此調節半月板在關節前部的活動：在後部半月板分別藉纖維組織與半膜肌、膕肌相連，使二者得以調節內、外側半月板在關節後部的活動。

在組織學上，半月板是一種纖維軟骨組織，由三組纖維交織構成：水平纖維呈前後走行構成半月板的主體，直纖維與斜纖維連接上下表面，放射狀纖維連接半月板壁與游離緣。外側半月板為2/3環形。前角、後角大小相當。半月板周圍面與關節囊的緊密結合在後部為肌腱所打斷，僅在後關節囊上形成膕肌裂孔（popliteal hiatus）。外側半月板後角的穩定和活動，則由半月板股骨後韌帶和膕肌提供；半月板股骨後韌帶即板股後韌帶（posterior meniscal femoral ligament, PMFL），又稱第三交叉韌帶，從外側半月板後角發出，經後交叉韌帶前面或後面，止於股

骨內髁外側面。位於前面者又稱humphrey韌帶，位於後面者又稱為Wrisberg韌帶。

板股韌帶的出現率在不同文獻中報告不一，其解剖變異可導致半月板的過度活動。膕肌則起於脛骨後面，其向前、外、上方走行，穿膕肌裂孔變成膕肌腱，止於股骨外上髁的下前方。內側半月板呈半月形，其前角小而薄，後角則厚而重。內側半月板與關節囊的結合緊密無中斷。其後角藉纖維組織與半膜肌直頭相連，故有一定的活動度。

（三）交叉韌帶解剖

在膝關節中心，股骨內外髁與脛骨之間的前、後交叉韌帶是維持膝關節穩定最重要且最穩固的韌帶結構。

前交叉韌帶（ACL）在膝關節完全伸直時收縮，而於關節屈曲時鬆弛，其作用在於防止股骨向後脫位、脛骨向前脫位及膝關節的過度伸直和過度旋轉。

後交叉韌帶（PCL）則隨著膝關節的屈曲而逐漸收縮，它有利於防止股骨向前脫位、脛骨向後脫位以及膝關節的過度屈曲。前交叉韌帶起於脛骨平台內側髁間脊前方，近內側半月板前角附近關節面，向外、上、後走行，止於股骨外髁的內側面。前交叉韌帶由多條纖維束組成，走行過程中有一定程度的扭轉，脛骨附著點處位於前方的纖維，在股骨附著點處轉為內側纖維。

成人前交叉韌帶的長度約38公釐，寬度約11公釐，後交叉韌帶的長度與前交叉韌帶相似，寬度約13公釐，是膝關節內最強大的韌帶結構。後交叉韌帶起於脛骨平台髁間區後部近脛骨骺線處，其向內、上、前方延伸，止於股骨內髁外側骨面前部。與前交叉韌帶相似，其走行過程中亦有一定程度的扭轉，位於脛骨附

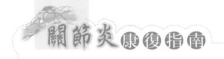

著點後部的纖維在股骨附著點處轉為外側纖維。

髕下脂肪墊和滑膜分支是前十字交叉韌帶供血的主要來源，手術中保護或解剖性修復（anatomic approximation）這些組織具有重要的臨床意義。

（四）側副韌帶解剖

膝關節的內側、外側分別有內側副韌帶和外側副韌帶，又稱脛側副韌帶和腓側副韌帶，內側副韌帶分為淺深兩層，淺層由前部的平行纖維和後部的斜行纖維組成，它上起股骨內上髁，向下向前止於脛骨內側，平行纖維寬約1.5公分，向後與半膜肌直頭交織延伸為內側副韌帶淺層的斜行纖維。

內側膝關節囊走行於內側副韌帶淺層深面時，增厚成為深層內側副韌帶，並與淺層之間形成滑囊以利於活動。充分伸膝時，內側副韌帶淺層的平行纖維、斜行纖維收縮而利於關節的穩定：屈膝時，淺層的斜行韌帶形成一鬆弛囊帶而平行纖維收縮，並在深層韌帶表面向後推移蓋過深層韌帶，從而保持關節的穩定。內側副韌帶的作用還在於能控制脛骨在股骨上的外旋。

外側副韌帶位於膝關節外側的後1/3，可分為長、短二頭，長頭起自股骨外上髁，短頭起自豌豆骨（fabella），同上於腓骨莖突。充分伸膝時外側副韌帶繃緊，屈曲時則有鬆弛的趨勢。在膝關節伸屈活動中，伴隨著脛骨旋轉而引起的外側副韌帶的鬆弛，主要透過股二頭肌環繞於其周圍的腱纖維保持連續性張力，從而維持關節的穩定性。外側結構的穩定則由外側副韌帶、股二頭肌、髂脛束共同維持。

（五）髕周支持帶及脂肪墊

1. 髕周支持帶

　　髕股內側韌帶撕裂和髕股外側支持帶的攣縮，對髕骨不穩的產生和治療有重要意義，因內側髕股韌帶（MPFL）有防止髕骨外移的作用。當髕股內側韌帶鬆弛而外側支持帶攣縮時，可造成髕骨外移，治療則可根據臨床情況進行調整，恢復內外側支持帶的協調平衡。

2. 脂肪墊

　　即髕下脂肪墊，是一團局限於髕骨下方、髕韌帶後方、脛骨平台前部之間的脂肪組織，其表面被滑膜覆蓋而與關節腔隔離。脂肪墊在髕骨下半邊緣處始向兩側延伸形成翼狀皺襞（alar fold）或翼狀韌帶（alar ligament）。脂肪墊還由正中部向後延伸至髁間切跡，形成條索狀的髕下皺襞（infrapatellar fold），有時可達前交叉韌帶的股骨止點附近，矢狀面觀呈斜向後上走行。髕下脂肪墊呈三角形，位於關節前方的楔形間隙中，充填了這個中間區。脂肪墊前緣附著處上起髕尖粗面和髕骨下1/2段邊緣；向下沿韌帶上段的後側止於髕韌帶下囊的後壁。後方的游離脂肪墊表面全部被滑膜遮蓋，並從滑膜面向上後方延伸出一含有血管的三角形皺襞，止於股骨髁間窩，稱為髕下滑膜皺襞。此皺襞的游離緣又向兩側分岔，形成脂肪墊的兩個側緣，稱為翼狀韌帶。髕下脂肪墊是關節內、滑膜外的一塊脂肪組織。

　　正常髕下脂肪墊在膝關節伸直時隨股四頭肌牽拉而向上升移；屈膝時也隨之下降並擠夾在股骨髁（包括髁間窩）與髕骨之間。其作用為：在膝關節活動中襯墊、潤滑和緩衝關節軟骨面的

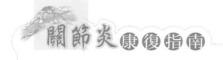

摩擦。

（六）關節囊

附著在關節面周圍骨膜或軟骨膜上，密閉關節腔。分內層和外層。

1. 纖維膜

是關節囊的外層結構，富含血管、淋巴管和神經。纖維膜某些部位可增厚成韌帶以加強關節囊的作用。纖維膜厚者其關節承載大，關節活動度小；而纖維膜薄者承載小而關節活動度大。它主要是限制關節過度活動以穩定關節的作用。

2. 滑膜、滑膜皺襞與滑膜囊

滑膜為關節囊內層結構，由光滑、薄而柔潤的疏鬆結締組織構成，襯貼於纖維膜內側，邊緣附著於關節軟骨的周緣，包裹著關節內除關節軟骨、關節盤以外的所有結構。滑膜富含神經、血管和淋巴管。

滑膜的主要功能是產生滑液和排除滑液及其中的廢物。滑液是關節軟骨新陳代謝和減少摩擦所必需的物質。膝關節滑膜腔是人體最大的滑膜腔，關節內多數的無血管組織依賴關節滑膜分泌的滑液獲得營養。滑膜腔的上方延伸至髕骨上約5公分，形成髕上囊，向下延伸至股四頭肌腱膜後，周圍覆蓋在股骨髁表面，向兩側形成內、外側溝或內、外側隱窩，向遠側延伸與半月板連接，再向下覆蓋脛骨平台緣，直到關節軟骨前下方，滑膜覆蓋髕下脂肪墊並於兩側向中央延伸至髁間窩，形成翼狀皺襞，即所謂黏膜韌帶。前、後交叉韌帶均被滑膜包裹，而且外側半月板外後方的膕肌腱和膕肌裂孔也被滑膜所覆蓋。

在正常的膝關節內，可以存在若干發育殘留的滑膜皺襞（plica），常見的有髕上內側或外側滑膜皺襞，另一個有重要臨床意義的滑膜皺襞，是由髂內上滑膜皺襞向下延伸至髕下脂肪墊滑膜上方的滑膜皺襞，即所謂髕內側皺襞或棚架（shelf），此皺襞可佔正常膝關節的20%或更多。膝關節周圍還有著許多大大小小的滑膜囊，其中主要包括位於髕骨上方、股四頭肌與股骨滑車陷窩之間的髕上滑囊，位於皮膚與髕骨前面之間的髕前滑囊及皮膚與脛骨結節之間的髕下滑囊。

在正常情況下，滑膜細胞很少進行有絲分裂，但是當滑膜經受創傷或切除後，滑膜細胞可再生出新的正常的滑膜組織。

二、膝關節解剖特點

（一）膝關節的穩定結構

膝關節的穩定結構除了依賴於膝關節骨性結構本身的特殊構造以外，還有賴於前後交叉韌帶的制約、內外側副韌帶的平衡，以及伸膝裝置與股四頭肌及膕繩肌的力量均衡。尤其是內外側副韌帶的平衡和穩定作用對維持膝關節的正常功能非常重要。

（二）髕股關節的解剖特點

髕骨是伸膝裝置中的重要結構，對增加股四頭肌的力臂和功能具有重要意義。由於股四頭肌的力線與髕腱縱軸線之間存在一個外翻角度，即股四頭肌角（Q角），因而，髕骨存在著向外側移位的傾向。

膝關節骨性關節炎患者的髕骨內側緣偏下多伴腫脹的滑膜，主訴與局部壓痛明顯，實際上是髕下脂肪墊變性攣縮後失去正常功能，以及滑膜炎性滲出與吸收失衡的結果，運用溫銀針治療整個髕下脂肪墊與股四頭肌髕骨附著區域，並重點消除髕骨下內側緣腫脹滲出的髕下脂肪墊無菌性炎症，能達到髕周協調平衡狀態。

事實上，在許多伴有髕股關節退變的膝關節骨性關節炎的病例中，都有不同程度的外側支持帶緊繃、髕骨外側傾斜和（或）外側位移，消除了內側腫脹後可使外移得到改善。另一方面在解剖上，髕骨關節具有其關節面的最高點並非位於髕骨的中心，而是偏內側這一解剖特點。髕股關節作為膝關節的一個重要組成部分，與脛股關節同樣具有重要的意義。

三、膝關節的生物力學特點

了解膝關節的生物力學特點，對膝關節慢性疼痛的診治至關重要。由於上述的解剖特點，決定了膝關節在負荷、運動及穩定等生物力學特性上的複雜性。

（一）膝關節的負荷

膝關節的負荷隨人體的運動和步態方式有很大的變化，膝關節站立位的靜態受力（雙足著地）為體重的0.43倍，而行走時可達體重的3.02倍，上樓時則可達到4.25倍。正常膝關節作用力的傳遞藉助於半月板和關節軟骨的蠕變，使脛股之間的接觸面增大，從而減少了單位面積的力負荷。

在冠狀面上，當一足站立時，人體的重力沿垂直重心線傳遞，並經過膝關節的內側（圖示）。這一重力作用使股骨傾向脛骨內側髁。此時，闊筋膜張肌和臀大肌透過髂脛束靠外側力來保持平衡，這些力的和代表膝關節在此面上的整體支持力，其合力則是經過膝關節中心。

力的不平衡和合力方向的改變將造成脛骨內外側髁的受力不均，從而產生膝關節內外翻。

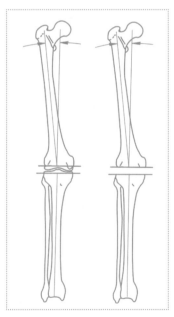

▲ 下肢力線圖

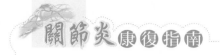
（二）膝關節的運動模式

1. 膝關節的功能活動

　　膝關節的主要運動包括伸直運動、屈曲運動、旋轉運動，由支配關節的神經、肌肉、肌腱及韌帶等結構協調作用來完成。關節的力學功能是使骨骼在功能負荷下進行運動，通常是指站立、行走、跑跳、上下樓梯或坡道等活動。功能負荷來源於站立時地面對足部的反作用力，或擺動期腿部的慣性負荷。正常膝關節作用力的傳遞藉助於半月板和關節軟骨的蠕變，使脛股之間的接觸面增大，從而減少了單位面積的力負荷。

2. 膝關節的自由度

　　膝關節為改良的鉸鍊式關節，因骨性結構而擁有有限的穩定性。在人體諸關節當中，膝關節受應力最大。由於各骨面缺乏相互吻合，使得膝關節有六個自由度的活動，包括三個平面的平移（內—外、前—後和遠端—近端）和三個平面旋轉（內旋—外旋、屈—伸和內翻—外翻），但膝關節活動中最主要的作用還是自主控制不斷變化的屈伸運動。

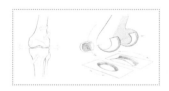

▲ 膝關節多自由度活動模式

3. 膝關節的活動性和穩定性

　　關節的活動性和穩定性由附加的關節內靜態穩定結構及關節外靜態和動態穩定結構控制。在過伸時，側副韌帶和交叉韌帶

均緊繃，雙側半月板的前部被整齊的拉伸於脛骨和股骨髁之間，在屈曲開始時，膝關節解鎖，股骨在脛骨上發生外旋，在開始的30°屈曲中，股骨在脛骨上後滾，在屈曲30°之後，股骨髁圍繞脛骨髁上的某一點旋轉。關節軟骨非常光滑，關節運動時不易磨損；有彈性，能將作用力均勻分布，能夠最大限度地吸收、緩衝運動時產生的震動。

（三）脛股及髕股關節力學特點

正常脛股關節間力的傳遞和應力分布與正常的半月板和關節軟骨的功能密切相關。與膝關節軟骨退變有直接關係的因素有：半月板切除或破損、創傷中關節軟骨的損傷、髕下脂肪墊損害、關節內滑膜無菌性炎症刺激等。但正常關節內生物力學因素所導致關節軟骨的退變，在沒有關節內滑膜、髕下脂肪墊損害與關節外周軟組織損害的無菌性炎症時，是不會出現膝關節疼痛症狀的。

在膝關節的運動和受力相中，由於半月板隨著關節活動的相對位移，以及具有黏彈特性的正常半月板和關節軟骨組織的應變，使關節間的壓力強度變化趨於緩和。此外，膝關節正常運動中，關節內側受到的應力比外側多50%，這一差別是人體在負重行走時，膝關節所產生的內收運動引起的，所以膝關節骨性關節炎有90%病變發生在內側間室，形成膝內翻的「O」形腿，僅有10%為左右外側間室發病。

膝關節在水平面的旋轉運動是以內側髁為中心，這種旋轉方式使得膝關節內側間隙易於發生退變，也導致膝關節骨性關節炎病變往往以內側間隙為重，甚至出現典型的內側單腔室骨關節炎和膝內翻畸形。同時大腿根部內收肌骨骼附著處皆存在著嚴重的

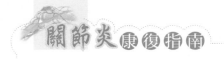

軟組織損害或變性攣縮現象。膝關節內側應力增加，如果加上髕下脂肪墊與滑膜內存在著無菌性炎症的化學性刺激，與人體自身修復的生物學機制失去平衡，則可使關節軟骨發生超常退變乃至破壞。

髕股關節是參與膝關節伸屈運動的重要結構，在膝關節活動中有著特殊的意義。髕骨除了傳遞股四頭肌的拉力和承受髕韌帶的張力以外，其關節面本身在膝關節屈曲運動時承受的應力和關節面上的應力分布是髕股關節生物力學研究的重點。髕骨的外側傾斜和外側移位是髕股對合異常的主要存在形式，其原因可能包括股骨髁的發育異常、髕骨發育異常及高位髕骨、膝外翻和Q角異常增大、內側支持帶鬆弛、外側支持帶攣縮等多種因素。

髕骨外位實際上是程度不同的髕骨半脫位，在伸直位時，髕骨很容易向外側推動，在屈膝20°時，可發現髕骨中央脊與滑車凹的最低點不呈對應關係而向外側移位，其移位的程度對評估髕骨半脫位很有意義。因此，在屈膝20°～30°時，對髕骨對合關係的評估是關節檢查中對髕骨異常對合診斷的關鍵。研究顯示，髕骨異常對合的直接結果是導致關節面應力或稱髕骨接觸壓（patellofemoral contact force, PFCF）的分布異常。一方面，關節面局部的應力集中可導致關節軟骨的病損，另一方面，關節面的接觸壓降低和失去接觸也會導致軟骨的退變。

由於軟骨面的退變所導致的軟骨厚度喪失，還可能導致正常軟骨面的應力重新分布，導致整個軟骨病損的擴展。如果髕下脂肪墊長期存在著無菌性炎症，使髕周支持帶肌力分布不均，將造成髕骨關節面上的應力分布不均與無菌性炎症的化學性破壞，此為產生髕骨關節面軟骨退變的直接原因。

在正常的生理情況下，膝關節由伸而屈至90°的運動過程

中，髕骨接觸壓逐漸加大，如果髕下脂肪墊存在著無菌性炎症時，則炎性刺激也隨著加重；而超過90°後又逐漸減小。由於正常髕骨關節的接觸面隨PFCF的增加而增大，因而，作用於髕骨關節面的應力得以分散，其壓力強度的變化不大。

（四）膝關節的力學穩定

由於前述膝關節的骨性結構、半月板、關節囊及附屬韌帶結構的共同作用，膝關節可以保持靜態與動態的穩定性。膝關節在完全伸直位時，關節將發生扣鎖，而獲得最大的關節穩定性，這是因為膝處於完全伸直位時，股骨在脛骨上向內旋轉；而於過度屈曲位時，股骨則向外旋轉，此時將透過關節面的咬合和交叉韌帶的制導作用增加關節的穩定性。因而，關節的穩定更多地依賴於關節周圍結構的正常，尤其是側副韌帶的平衡。膝關節前方的穩定性，則有賴於伸膝裝置的穩定，尤其是股四頭肌的力量。

（五）韌帶的組織結構與功能

韌帶是連接骨或軟骨的一種特殊緻密結締組織，其功能是支撐關節，它的另一功能是各種營養成分的傳輸媒介和蓄積場所，也是抵抗外界蛋白，包括抗原、病毒和細菌的機械屏障。從胚胎學上來說，韌帶源自多能間充質細胞，該細胞能分化為成人結締組織的各類細胞。韌帶中主要的細胞類型是成纖維細胞。成纖維細胞的超微結構包括完善的粗面內質網和高爾基複合體，它們可以合成大量的蛋白質。

韌帶主要包含由成纖維細胞產生的非細胞成分。成纖維細胞外周的非細胞基質包括纖維和非晶體基質，韌帶中的纖維主要是I型膠原（90%）以及少量的III型膠原，也有網狀纖維和彈性纖維。在特定的韌帶中，膠原纖維一般沿張力方向分布，因此與韌

帶的強度有關。但其排列與肌腱纖維不盡相同，可能是韌帶所固有的，其中有明顯的纖維翻轉交錯（turn-over）。利用偏振光，細胞和基質的規律性波動可描述為韌帶的「波褶」（crimp），而且因不同韌帶的特定結構需要可能有所不同，這種「波褶」可能是緩衝韌帶張力的安全機制。

韌帶的組織結構：彈性纖維對在韌帶鬆弛時恢復膠原纖維波狀構型具有重要作用。韌帶基質相對較少，包括黏多醣（mucopolysaccharide）、透明質酸和硫酸軟骨素，它們構成親水性凝膠。當關節制動時，關節周圍結締組織的透明質酸和硫酸軟骨素的水平降低。韌帶正常乾重（細胞除去水分後的淨重）的0.5%由糖胺多醣（glycosaminoglycans）組成，這些物質在維持膠原纖維、水電解質平衡的分子調控以及組織自身機械支撐方面具有重要作用。

膠原蛋白佔韌帶乾重的3/4，但應注意，新鮮韌帶的2/3是水。韌帶與組織學上稱為「sharpey」的特定結構相連。sharpey穿透纖維，Frank 認為即是連接鄰近板層骨的膠原纖維，實際上，韌帶通過數層的纖維軟骨逐步進入骨內部韌帶中的機械感受器。

（六）韌帶感受器

1. 感受器的類型

形態學研究發現，韌帶中存在四種神經末梢：魯菲尼終器、環層小體、類高爾基腱器末梢、游離神經末梢。魯菲尼終器為慢適應、低閾值感受器，感受關節靜態位置、內壓力、運動輻度和速度。環層小體具有快適應、低閾值的特點，是唯一的動態機械感受器，只在關節加速或減速時興奮。類高爾基腱器末梢具有慢適應和高閾值的特點，在關節制動時不產生作用，可能因其閾值

高，而在關節極限運動時測量韌帶張力。游離神經末梢則構成關節的傷害感受系統，正常情況下不興奮，對異常的機械或化學刺激很敏感。

韌帶的神經分布：韌帶內有豐富的神經組織，如前十字交叉韌帶的1%～2.5%為神經組織。神經分布於韌帶表面及內部，一些纖維分支伸入韌帶的膠原基質中，這些纖維包括感覺神經和自主神經（如交感神經）。

韌帶內大部分神經沿血管分布，其功能可能與血管舒縮調節有關。十字交叉韌帶神經來自脛後神經分出的關節後神經，但其他神經（如閉孔神經、隱神經、腓總神經）的分支是否參與關節後神經構成尚不明確。

Zimny等人指出，十字交叉韌帶中，環層小體和類高爾基腱器末梢較魯菲尼終器多見，而Schutte等人報導，人的前十字交叉韌帶神經中，包括環層小體和兩種魯菲尼終器（類似類高爾基腱器末梢）。人的前十字交叉韌帶神經的大多數感受器位於近骨面，少數在韌帶中部。

Schultz等人報導，類高爾基腱器末梢主要位於前十字交叉韌帶神經和後十字交叉韌帶的近股骨端。但有一點很明確，感受器很少存在於前十字交叉韌帶神經緻密結締組織中，而多在滑膜下和纖維層內，一些游離神經末梢存在於韌帶外周。脊柱表面及內部韌帶含有大量神經纖維，並沿韌帶左右對稱分布，

整體來說，神經纖維在韌帶外周密度較大。利用免疫組化方法對兔腰椎體關節的感覺和自主神經觀察發現：滑膜細胞層內存在屈曲狀的感覺神經纖維，與血管無關聯，而大部分的自主神經位於血管壁內或與之相鄰。

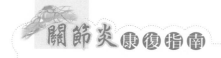

2.感受器的生理特點

早期經典的關節衝動傳入模式，其大多數的衝動傳入是發生在關節完全伸直或屈曲狀態的情況下，而少數發生在半屈曲位置，因而認為：在關節全輻運動中，感受器不能把關節角度資訊傳遞給中樞神經系統，所以它們與運動和位置感無關。但1980年，Ferrell 報導，關節後神經中發生大量的衝動傳入，其中半屈曲位置衝動佔很高的比例，且頻率較高。在關節完全伸直或屈曲時，關節囊與韌帶的衝動傳入之比為4:1，而半屈曲時為1:1。

二十世紀五○年代，Andrew等人首次記錄到內側副韌帶的衝動傳入，韌帶的微小負荷有時足以引起明顯的衝動傳入反應，而且感受器遲遲才能適應。同一時期，Boyd報導，十字韌帶中類高爾基腱器末梢的衝動傳入為慢適應。Skoglund報導，十字交叉韌帶感受器對旋轉極為敏感，而且在適應頻率和運動後即測頻率差別上，其衝動傳入較關節囊慢適應性衝動傳入要小，因而認為：韌帶感受器適於上傳運動的方向，因對運動低敏感，故不適於上傳運動的速度。Pope等人研究，在游離前十字交叉韌帶的近骨端，若牽拉並探針刺激韌帶，同時記錄關節後神經的衝動傳入（10隻貓共15例），6例探針刺激敏感（最低閾值為2克），9例對前十字交叉韌帶的軸向負荷有反應，部分對一般的探針刺激有反應，對負荷無反應。總之韌帶中具有閾值高低不同、適應性快慢不一的大量感受器，其中半屈曲位置佔很高的比例。

韌帶感受器引起的區域性反射如下：

（1）對 α-運動神經元的影響

早期發現，只有高強度的關節衝動傳入，才可興奮 α-運動神經元（如電刺激值達到神經閾值2倍）。Lundberg等人以貓為實驗模型發現，給予關節後神經弱電刺激，1/3的 α-運動神經元

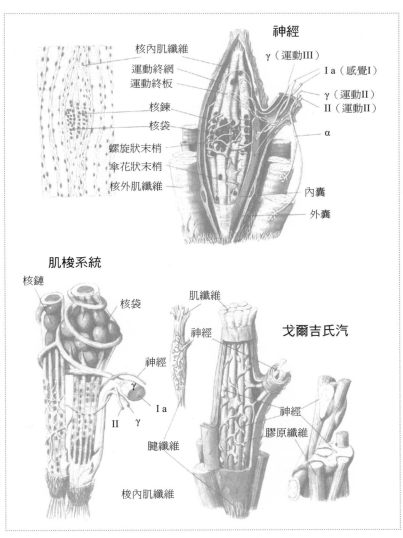

神經

核內肌纖維
運動終網
運動終板
核鍊
核袋
螺旋狀末梢
傘花狀末梢
核外肌纖維

γ（運動III）
Ⅰa（感覺Ⅰ）
γ（運動II）
II（運動II）
α
內囊
外囊

肌梭系統

核鍊
核袋
神經
γ
Ⅰa
II γ
腱纖維
梭內肌纖維

肌纖維
神經
戈爾吉氏汽
神經
膠原纖維

▲ 肌梭系統

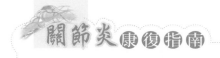

突觸後電位被啟動，但作用不明顯，衝動傳入強化後作用明顯增強。關節的衝動傳入可能透過各種反射途徑（如屈曲反射傳入途徑、Ia和Ib中間神經元）影響骨骼運動神經元。

關於自然刺激狀況下，韌帶感受器對 α -運動神經元反射影響的認識仍很少。大量事實支持這一觀點：感受器監測關節活動限度，調節肌肉興奮性，在關節過伸及過屈時產生保護作用。其依據包括：①低強度電刺激引發的衝動傳入不能直接引起 α -神經元的明顯反射。②韌帶的中度負荷不能影響骨骼運動系統。③大量關節感受器的衝動傳入只在關節達到或接近生理運動極限時發生。當然，這一觀點易引起概念混淆，因為韌帶—肌肉保護反射不能及時保護關節免受突發性的損傷。

（2）對 γ -肌梭系統的影響

二十世紀六〇年代至今，人們逐步認識了韌帶對 γ -肌梭系統的影響。大量自然/電刺激下的實驗顯示：關節的衝動傳入對 γ -運動神經元有明顯影響，許多反射由韌帶—肌梭途徑介導。

1990年，Johansson、Sojka等人報導了膝關節韌帶衝動傳入對 γ -肌梭系統反射的影響。他們以5～40牛頓的牽拉力橫向牽拉完整的前十字交叉韌帶、後十字交叉韌帶和側副韌帶，且正弦式牽拉肌肉，同時記錄2～4個膝關節周圍肌肉單一性的肌梭衝動傳入。結果發現，肌梭衝動傳入受肌肉牽拉和韌帶牽拉雙相影響，前者透過靜態 γ 運動神經元，後者則透過動態 γ -運動神經元。他們又發現：58%的小腿三頭肌和47%的半腱肌肌梭衝動傳入對PCL後交叉韌牽拉有反應，而73%的小腿三頭肌和55%的半腱肌的肌梭衝動傳入對前十字交叉韌帶牽拉力有反應。

Johansson等人發現，在5～40牛頓牽拉的標準刺激作用下，大部分肌梭的衝動傳入由慢適應、低閾值感受器引起。考慮到貓

的韌帶在負荷210～300牛頓時尚未發生斷裂，因此認為這些反射不能感受傷害。

總之，韌帶對骨骼運動系統的直接影響不大，在低強度機械刺激下，其對γ-肌梭系統作用較明顯。Johansson人等提出：關節感受器經由γ-肌梭系統調控肌肉的位置和運動，這亦解釋了關節感受器藉由γ-肌梭系統的影響，參與了對關節穩定性的調節。

（七）γ-肌梭系統的整合特性

就由電刺激引起的同側後肢神經和下行途經的反射模式而言，後肢γ-運動神經元有複雜而獨特的感受器外形，肌肉、皮膚、關節衝動傳入引發的有效反射，以及γ-運動神經元獨特的感受器形態均反映在肌梭的衝動傳入水準上。肌梭衝動傳入不僅受肌長度變化的影響，最主要也受同側/對側外周神經和下行途徑的影響。因此，外周感受器傳入以及中樞下行的資訊，可能在γ-運動神經元內整合後再作用於肌梭，來調節肌肉的長度和張力。

（八）韌帶衝動傳入對位置和運動感覺的作用

一個世紀以來，在關節感受器對運動覺和位置覺的作用方面一直存有爭議。被廣泛接受的觀點認為，關節和皮膚感受器參與平常運動和（或）介導保護反射，而肌肉衝動傳入積極參與位置和運動感覺。但一些觀察者提出：這種對關節感受器衝動傳入作用的認識過於簡單化。他們發現相當數量的半屈曲位置，並且利用關節內注入麻醉劑或部分關節傳入神經阻滯，來選擇性去除關節衝動傳入，直接證實了關節感受器對關節位置和運動感覺的重要作用。又因初步肌梭信號傳入與位置和運動覺關係明確，所以，關節衝動傳入可能透過γ-肌梭系統影響運動和位置覺。

近來，Harter等人發現，與未受傷的膝關節相比，前十字交

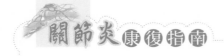

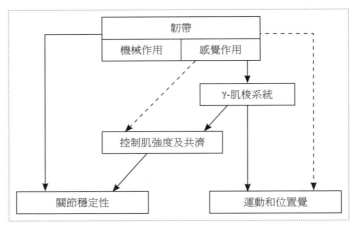

▲ 韌帶衝動傳導與位置和運動感覺關係

叉韌帶缺失的膝關節沒有明顯的位置覺減退，而Newberg等人卻發現二者差別明顯，Harter等人對此解釋為：從前十字交叉韌帶的外科重建到隨訪期間（平均為48週）內，其他機械感覺系統可能替代了由前十字交叉韌帶損傷引起的感覺缺失（而Newberg等人的觀察時間為15個月）。

（九）韌帶衝動傳入對肌強度的調節作用

1. 慢保護反射

　　一般認為：關節的感覺末梢對關節周圍的肌肉具有保護反射作用。但Pope認為這種反射作用在保護關節免受外界突發傷害方面過於遲緩。他們對典型的滑雪傷害進行了分析：最快的痛覺纖維傳導速度為每秒30公尺，僅從內側副韌帶到脊髓的衝動傳入便歷時近30毫秒，因而人們低估了從韌帶負荷到感受痛覺的時間（原認為12.90毫秒）。因為當信號傳至皮質時痛覺早已被感知，他們轉而計算內側副韌帶負荷與韌帶撕裂之間的時差，結果為34

毫秒，而韌帶—肌肉的保護反射需時89毫秒。

2. 透過γ-肌梭系統控制肌強度

　　肌肉強度包括：①固有強度。②反射介導強度。反射介導強度由α-運動神經元的興奮性決定，後者又受下行指令及自源/異源反射的影響。在調節肌強度方面，特別重要的因素是由肌梭衝動傳入介導的反射。Akazawa等人表示：運動狀態下，肌梭敏感性發生改變，藉以調節肌梭運動神經元的活動。韌帶感受器透過γ-運動神經元、多形式的反射參與肌張力及肌肉間共濟作用的調節，對關節生理穩定性產生重要作用。

　　另外，肌肉固有強度也是肌肉前反射和下行指令長期作用的結果，並在自然運動中發生變化，構成機體對外界損傷的第一道防線。既然關節衝動傳入與調控反射介導的肌強度有明顯關係，那麼其對肌肉固有強度亦很重要。單純的保護反射對突發傷害而言過於遲緩，因而可以確信：韌帶衝動傳入在控制關節周圍肌肉作用方面，主要是透過反射介導的肌強度來調控肌肉的固有強度。

　　韌帶中低閾值機械感受器直接引發的反射性骨骼運動，只發生在高水準機械刺激的狀態下，由弱牽拉力激發的對γ-肌梭系統反射的影響，可極大作用於初級肌梭的衝動傳入。因此，可確信韌帶除了機械作用外，其作為感受器，可透過γ-肌梭系統參與關節周圍肌強度的調節，藉以調整關節的穩定性。

（十）韌帶損傷後的生物力學變化

　　韌帶的應力—應變曲線顯示，韌帶具有可復性的彈性區域和不可復性的「臨界點」（yield point）。1500牛頓（N）的負荷可使人的前十字交叉韌帶損傷，這時韌帶已被拉長了靜息長度的近

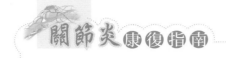

60%。因為其他多種因素的影響，很難測出韌帶強度的物種相關性差異。與48～86歲人體的韌帶相比，靈長類的前十字交叉韌帶在與纖維走行平行且略高一些的外力負荷作用下便發生損傷，青年人的標本顯示其韌帶強度是靈長類的兩倍。

　　許多研究證實，年輕者的韌帶較強健，而且在損傷方式上有所不同。Noyes報導，年輕者趨於發生韌帶內自身物質的損傷，老年人則趨於發生韌帶脛骨附著處撕脫傷，但組織學表示韌帶附著處骨皮質厚度及骨小梁骨質降低，因此，韌帶本身不易受到損傷，但隨後的牽拉分析顯示：韌帶本身發生損傷的牽位閾值較年輕人低。

　　韌帶損傷與施加外力的頻率有關，負荷較大、極度拉長時，前十字交叉韌帶易發生損傷，而且快速度變形（deformation）較慢速度消耗更多的能量，在慢速度變形中脛骨附著端是最薄弱的一點，易於發生撕脫性骨折。對於較快速度而言，越是接近生理狀況，撕脫性骨折和韌帶內撕裂傷的發生率越接近。快速度負荷引起的撕脫性骨折，通常會產生較大的骨碎片，這與臨床觀察結果相一致：前十字交叉韌帶的完全損傷通常會併發脛骨撕脫性骨折，少數併發股骨撕脫性骨折。對於韌帶、韌帶─骨介面、骨三者何為最薄弱的環節，其爭議較大。答案由多因素決定，包括物種和所研究的特定韌帶、載荷頻率、韌帶製備過程、年齡、標本存活能力以及損傷機理。

　　Kennedy等人測量與馬膝關節有關的不同韌帶的強度，發現前十字交叉韌帶和脛側副韌帶在快、慢速度運動中具有大致同等的張力強度，而後十字交叉韌帶是上二者的兩倍，這可以解釋：儘管不同的韌帶其損傷機理各不相同，但後十字交叉韌帶撕裂傷的發生率明顯偏低，顯微鏡下和液體流變學證實了韌帶損傷仍可

在外觀上大體完整。

總結

綜上所述膝關節的特點很多，總結為：一塊髕骨；三個骨性結構；封閉性關節囊；七大骨性標誌；兩塊半月板；七大重要肌肉；兩條交叉韌帶；「三位一體」；六大穩定裝置；「封閉性」痛點，一種侵入療法。用數字簡單記憶為：「13072723601」

分解如下：

「1」——一塊髕骨：唯一為人類特有，人體第一大的籽骨。

「3」——三個骨性結構：股骨、脛骨及髕骨之關節面組成膝關節，它是人體最大、最複雜的關節；人體受應力最大的關節。

「0」——封閉性關節囊：滑膜囊、滑膜腔可以連通；人類膝關節的滑膜發育最為完善。

「7」——七大骨性標誌：①髕骨：可以看到界限。②股骨內側髁和外側髁：前後交叉韌帶起始處，屈曲時易觸及。③股骨內上髁和外上髁：肌肉韌帶起止點。④脛骨內側髁和外側髁：可觸及結節，其連線之上為脛骨平台。⑤脛骨粗隆：髕韌帶抵止點。⑥脛骨前緣和內側面：脛骨牽引時常用進針點。⑦腓骨頭：下方有腓總神經穿過。

「2」——兩塊半月板：內側半月板和外側半月板。

「7」——七大重要肌肉：①股四頭肌。②股二頭肌。③膕肌。④腓腸肌。⑤縫匠肌、股薄肌和半腱肌（止點均為鵝足）：⑥內收肌（包括內收大肌、內收長肌、內收短肌）。⑦蹠肌。

「2」——兩條交叉韌帶：前交叉韌帶和後交叉韌帶。

「3」——「三位一體」：「骨—軟骨—關節周圍軟組織」的生物力學不平衡，是十分重要的致病因素，骨性關節炎是「三位一體」的綜合病種。

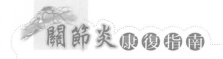

「6」──六大穩定裝置：①脛腓關節結構。②關節軟骨。③半月板。④膝關節韌帶。⑤膝關節囊。⑥膝關節周圍的肌肉。

「0」──表示「封閉性」痛點：痛點往往是「封閉性」的，循環差，與外界缺少交流，利用針灸針刺、針刀術、封閉術、火罐、放血療法等破壞其封閉性，促進其循環，釋放致痛物質，可以產生治療作用。

「1」──象徵針刀：表示侵入療法，膝關節骨性關節炎是針刀、針灸治療的絕對適應證。

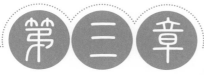

第三章

膝關節骨性關節炎的特色療法

　　膝關節骨性關節炎的治療以解決病人的最大痛苦為目的，並以人為本作為指導，治標與治本相結合，局部與整體相結合，動靜結合以動為主，筋骨並重以筋為先作為治療原則。治療手段「4+X」組合療法，即：「針刀止痛、手法鬆解、中藥口服、中藥薰蒸」+「中藥敷貼、針灸治療、中頻脈衝、電磁治療、雷射治療、紅外線照射、玻璃酸鈉注射、液體療法、臭氧治療、手術治療」等，其中，「4」表示常規必用之方法，「X」則為根據病情選用方法；治療理念上則遵守三階梯療法。即首先考慮保守，後微創，最後才考慮手術。

一、治療目的

　　膝關節骨性關節炎的治療目標是使病人獲得身心健康。臨床所見，大部分膝關節骨性關節炎病人皆處於「病理狀態」，醫生透過有效地治療，可使病人擺脫病理狀態，達到亞健康狀態（即偶有不適，但對正常生活無明顯影響），或直接過渡到「生理健康」狀態，表現為精力旺盛，狀態良好地生活、工作和學習。但對於膝關節骨性關節炎這個特殊的疾病，病程漫長、病情痛苦，使病人的身心受到很大的影響，因此，醫者的治療目標不僅僅是使病人盡可能恢復生理上的健康，更重要的是使病人能像平常人一樣享受生活的美好，獲得良好的情緒，充滿關愛，擁有安全感，即所謂「精神健康」。這就是醫者治療膝關節骨性關節炎所要達到的目標——身心健康。

　　滿足病人的需求（箭頭表示病人的不同層次需求）。

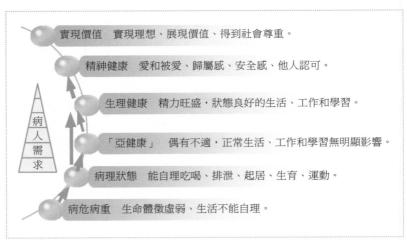

　▲ 注：箭頭表示病人的不同層次的需求

　　滿意的病人的消費：低成本，高價值。力求以最小的資金成本、時間成本、精力成本、資訊成本來看病，獲取最大的精神價值、服務價值、知識價值和健康價值，以此為理論指導，和諧醫患關係。比如：膝關節骨性關節炎病人在急性期時，症狀明顯，大部分採住院保守治療比較好，沒有明確適應證的病人則無需進行昂貴的手術治療，待病情穩定，生活可以自理，就可以定期進行門診治療，特殊情況下還可以在家進行網路視訊、診治，這樣就可以降低資金、時間、精力、資訊等成本。對於膝關節骨性關節炎這個特殊的疾病，診治和護理也需與之配套。情緒護理、飲食護理、復建治療這些理念和健康知識不僅要告知病人，還要學會和運用。每次住院，病人不僅獲得健康，享受服務，還得到精神價值、知識價值。

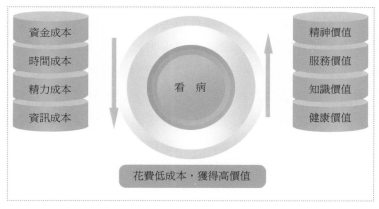

▲ 病人消費與受益

二、「4+X」組合療法

　　一般人通常認為膝關節骨性關節炎疼痛和功能障礙，其病在骨，其實膝關節骨性關節炎實為「骨—軟骨—關節周圍軟組織」三位一體的綜合性病種。從病理角度來看膝關節骨性關節炎，可見骨質表面覆蓋著白色的軟骨，它具有產生潤滑、減少關節摩擦力的作用。但是軟骨磨損之後，骨質就曝露出來，軟骨磨損之後是不可能再生的，但是骨質因為有血液循環而可以在邊緣再生，於是在不良應力作用下，與骨相鄰的組織就會受到損傷，人體又無法將這種異常的張力排除，被迫進行對抗性調節，其演變過程也就是硬化、鈣化再骨化，就逐漸地發生代償性的骨質增生，形成異常的關節結構。

　　骨關節產生炎症反應，刺激到神經，就會產生疼痛。並且，當軟骨磨損以後，關節周圍的受力平衡就被打破，將會影響到整個關節的韌帶、肌肉等等軟組織。慢性軟組織損傷的黏連、攣縮、瘢痕、堵塞這四大病理因素的存在，又限制了軟組織橫向面的運動及互相之間的交叉運動，同時還限制了血流和體液的正常流動，會加劇疼痛，疼痛反過來又會加重應力不平衡狀態，形成「骨—軟骨—關節周圍軟組織」三者相互作用，相互影響的的惡性循環，這就是骨性關節炎的疾病規律。

　　根據疾病規律，我們研究出「4+X」組合療法，近五年來，治療過成千上萬例的病人，均取得了令人滿意的療效。

　　我們在深入發掘中醫藥理論精髓和特色療法的同時，結合現代醫學優勢，積極探索膝關節骨性關節炎治療上的新方法，不斷對已有的治療方案進行優化、篩選，逐漸形成一套針對膝關節骨

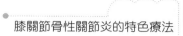

性關節炎行之有效的核心聯合療法，即：「4+X」組合療法，簡稱「4+X」療法，適合於膝關節骨性關節炎各期的治療。

　　「4」表示「針刀止痛、手法鬆解、中藥口服、中藥薰蒸」。對於各期疼痛的處理，選針刀鬆解黏連止痛、中藥薰蒸止痛；對於膝關節功能障礙，選手法鬆解、中藥薰蒸治療；對於膝關節骨性關節炎修復，首選中醫辨證施治中藥口服。四種療法各有偏重，互相配合，相得益彰，缺一不可；展現了局部與整體相結合，治標與治本相結合，動靜結合以動為主，筋骨並重以筋為先的原則。

　　「X」表示其他可以選用的療法如：中藥敷貼、針灸治療、中頻脈衝、電磁治療、雷射治療、紅外線照射、止痛藥、玻璃酸鈉注射、液體療法、臭氧治療、手術治療（關節鏡、置換手術）等。這些療法中大部分是保守療法，也稱綠色療法，主要作用的共同點為：止痛；消除腫脹；改善血液循環，促進炎症消散；緩解肌肉痙攣、肢體麻木、關節僵硬。而液體療法可以改善全身的血液循環狀況，臭氧治療則可以快速有效的消除局部炎症，手術治療主要用於保守治療療效較差的嚴重晚期膝關節骨性關節炎病人。

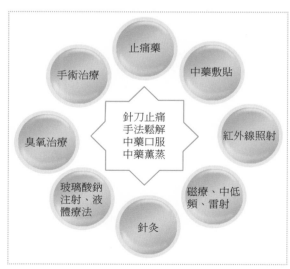

▲ 膝關節骨性關節炎「4+X」組合療法

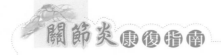

三、「三階梯」療法

　　治療的原則主要是「三階梯」療法。原則上首先考慮保守療法，再考慮微創，最後才考慮對明顯手術適應證病人實施手術治療。「保守—微創—手術」三階梯治療理念主要是從病人角度考慮，使病人得以最小的成本，獲得最少的痛苦和最大的價值。三階梯治療理念的選擇必須結合病人的需求，對於病程發展的不同時期，對於股骨頭的不同形態，對於患者的不同身分形象，對於年輕人和老年人的不同身體狀況，對於職業的不同要求，對於貧富病人的不同經濟能力，我們要進行綜合評估，有時候考慮以快速提高生活品質為主的治療方式，有時考慮以延長生命為主的治療方式，有時考慮以個人形象為主，有時考慮以減輕痛苦為主，從而合理選擇「三階梯」療法，使得膝關節骨性關節炎的治療極具有個性化和人文性。

四、治療方法介紹

　　膝關節骨性關節炎的治療以解決病人的最大痛苦為目的，把以人為本作為指導，將治標與治本相結合，局部與整體相結合，動靜結合以動為主，筋骨並重以筋為先作為治療原則。透過科學系統的治療，目的是從根本上解決病人的疼痛和關節功能障礙，可以使膝關節合理全面的修復。

　　具體修復過程包括：①軟骨修復，玻璃酸鈉在關節腔內產生潤滑作用，可覆蓋和保護關節軟骨，改善關節攣縮，抑制軟骨變性變化的表面，改善病理性關節液，增加潤滑功能，配合針刀的刺激作用，促進軟骨修復再生。②骨生物力學修復，運用針刀鬆解、手法、薰蒸、針灸等治療方式使肌腱和韌帶等軟組織黏連、僵直、痙攣得到鬆解，關節軟骨萎縮、變形得到恢復，達到功能上的修復，逐步恢復應力承載功能。③骨關節炎症修復，使用中藥內服外敷，控制炎性組織，使骨性關節炎及滑膜炎的炎症得到控制。

（一）中藥內服

　　膝關節骨性關節炎中醫叫膝痹病，總結歷代醫家對膝痹病的認識，結合多年臨床經驗，現在認為該病辨證關鍵在於「肝腎虧虛、痰濕痹阻、骨痿筋傷」，施治以「補肝腎、祛痰濕、強筋骨」為要點，輔以「補脾胃、調氣血」的治療原則。根據每個病人的具體狀況，採用中藥辨證施治內服，發揮個體化治療優勢，制訂不同的治療方案，以達到個體化治療的目的，發揮中醫藥的優勢。

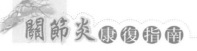

　　膝痹病是指由於人體肝腎虧虛，正氣不足，腠理疏豁，風、寒、濕、熱等外邪襲入，閉阻經絡，氣血運行不暢，或變生痰濁、瘀血等邪，留滯於筋骨與關節，導致肢體疼痛、重著、麻木、屈伸不利或關節腫大、僵直、畸形，甚則肌肉萎縮等為主要臨床表現的病證。根據臨床觀察結合證候研究，膝痹病的主要證型分為4型。

1. 瘀血凝滯證

　　特點：關節疼痛，痛有定處，如針刺，得寒溫均不緩解，舌質暗，脈沉澀。

　　治則：活血化瘀，理氣止痛。

　　方藥：身痛逐瘀湯加減。

　　組方：當歸、牛膝各15克，川芎、桃仁、紅花、五靈脂、沒藥、黃耆、地龍、甘草各9克，羌活、秦艽、香附各6克。

　　用法：水煎服，每日2劑，每次200CC。

2. 濕熱痹阻證

　　特點：關節腫痛，觸之發熱或自覺關節發熱，肢節屈伸不利，身不熱和身熱不甚，舌紅，苔黃厚膩，脈滑數。

　　治則：清熱除濕，通絡止痛。

　　方藥：二妙散加味。

　　組方：蒼朮10克、黃柏5克、川牛膝10克、苡米10克、連翹10克、忍冬藤15克、防己10克、木瓜10克、苦參10克、秦艽10克、生地15克。發熱者加柴胡10克、黃芩10克；關節痛甚加全蠍10克、蜈蚣2條；關節屈伸不利者加伸筋草12克；納少加砂仁6克、白朮10克；乏力氣短者加黃耆15克；面色不華、舌淡者加當歸12克。

用法：水煎服，每日2劑，每次200CC。

3. 肝腎虧虛證

特點：膝痛無力，關節不穩，關節腫大，腰背腿膝沉重。步態搖擺，行動不便，苔少，脈沉弱或細數。

治則：補肝腎，強筋骨，利水消腫。

方藥：六味地黃丸加味。

組方：二地各30克、山茱萸10克、山藥10克、川斷10克、骨碎補10克、炒二朮各10克、苡米10克、白茅根30克、漢防己10克、雲茯苓15克、桃仁8克、白芷6克、花粉15克、滑石10g、活血藤30克、伸筋草10克、炮甲9克。

用法：水煎服，每日2劑，每次200CC。

4. 風寒濕痹證

特點：關節冷痛腫脹，觸之不溫，屈伸不利，遇寒加重，遇熱緩解，夜間尤甚，舌淡苔白厚膩，脈弦緊。

治則：祛風除濕，散寒止痛。

方藥：獨活寄生湯加味。

組方：當歸8克、獨活10克、桑寄生12克、秦艽9克、防風10克、細辛3克、白芍9克、川芎9克、熟地12克、杜仲9克、牛膝9克、人參10克、茯苓12克、甘草6克、肉桂3克。關節腫甚者，加萆薢9克、木通6克、薑黃9克，利水通絡。肌膚不仁者加海桐皮、稀薟草各9克，祛風通絡。

中醫藥治療本病主要著眼於辨證論治，透過對證候的把握實施不同的方藥。臨床常兼有兩種或兩種以上證型，

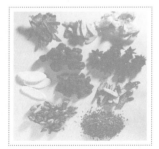

▲ 中藥治療

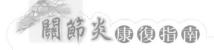

各證型均可在基本方上進行加減。

（二）針刀止痛

運用動態平衡理論及慢性軟組織損傷病因病理學理論，發揮針刀治療特色。針刀是由金屬材料做成的，在形狀上似針又似刀的一種針灸用具。是在古代「九針」中的鈹針、鋒針等基礎上，結合現代醫學外科手術刀而發展形成的，是與軟組織鬆解手術有機結合的產物，已有十多年的歷史，近幾年有進一步發展的趨勢，並為世人所重視。針刀醫學實現了疾病治療的五大轉變：將大量疾病從不治變為可治；將難治變為速癒；將開放性手術變為閉合性微創治療；將複雜治療變為簡單治療；將損傷型、痛苦型治療變為近於無損傷、無痛苦治療。

針刀治療的理論依據如下。

1. 慢性軟組織損傷病因病理基礎

慢性軟組織損傷疾病的治療一直是醫學上的一大難題，治療很棘手，以至於聯合國衛生組織（WHO）把它列為現今世界上三大類疑難病（癌症、心腦血管疾病、慢性軟組織損傷）之一。人體由於損傷除了硬組織之外的一切組織而導致的疾病，都可稱為軟組織損傷疾病，由軟組織損傷緩慢演變而成的疾病，就稱為慢性軟組織損傷疾病。

（1）損傷的概念：損傷就是指人體組織受到不同程度的破壞，如破裂、斷裂、變形、壞死、循環通道堵塞、缺損等。形式有很多種：累積性損傷、暴力損傷、隱蔽性損傷、疲勞性損傷、侵害性損傷、人體自重性損傷、手術性損傷、病損性損傷等。

（2）軟組織損傷的病理變化過程：軟組織損傷之後，在自我修復過程中所產生的新的病理因素（結疤、黏連、堵塞、攣

70

縮）。當人體受到各種損傷以後，人體必然產生生物物理學和生物化學的變化。骨和軟組織的力學狀態會發生改變，肌肉筋膜、韌帶肌腱、滑囊、神經、血管、淋巴管這些組織器官都可能遭到破壞，或受到擠壓、牽拉，從而引起大量細胞破裂、壞死、滲出。這些滲出物引起人體內致痛物質增高，產生疼痛。

　　人體透過神經、體液調節系統和電生理系統的作用，產生病理改變。一是被破壞的組織修補；二是被弄亂的生理功能恢復。在此兩個過程中，由於病灶區的自然保護機制都處於警覺狀態而制動，因此在修復和恢復過程結束時，極易產生黏連、結疤、攣縮、堵塞而形成新的病理因素。

2. 慢性軟組織損傷疾病的根本原因是動態平衡失調

　　動態平衡在這裡首先是一個「生物力學」概念，它是不同於普通固體力學和流體力學的力學概念。首先，生物力學有它的複雜性，這種自由和敏捷的動作在力學上變得複雜。第二，生物力學有它的生命特性，力學表現受機體生命活動的制約。第三，生物力學在人體上的表現都會受到嚴格的時空限制，且有一個特殊的「量」、「度」的問題。

　　談到人體「動態平衡」時，就是基於生物力學的這三大特性。在生命活動的制約下，在時間和空間的限制下，在特定的量和度以內活動就是「平衡」；人體外在的活動狀態和人體組織器官內在的活動狀態就是「動態」。所以，人體器官在正常生命活動允許的範圍及特定時間和空間的量和度內自由的活動狀態，就叫人體的「動態平衡」，否則就叫「動態平衡失調」。

　　人體正常的肌肉，在收縮和舒張的過程中，都在機體內沿該肌肉的縱軸上下滑動，並牽連著機體其他組織移動。許多肌群的

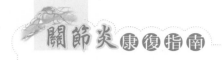

聯合滑動，才能使人體完成各式各樣複雜精細的動作。當這些軟組織的某一點或某一處發生黏連、瘢痕或攣縮，肌肉和其他組織就不能在體內自由運動。軟組織一個點的病變限制了線的運動。這是「動態平衡失調」的內在涵義。另外，慢性軟組織損傷的黏連、瘢痕、攣縮、堵塞這四大病理因素的存在，還限制了軟組織的橫向面、交叉方向生物運動，同時還影響了血流和體液的正常流動，造成上流的循環瀦留和下流的循環之不足，這一點則是「流體力學」的動態平衡失調表現。

動態平衡失調是對慢性軟組織損傷的病因病理進行的總體概括和闡明，它是最根本的病因。因為我們不管治療哪一類慢性軟組織損傷疾病，只要將它的動態平衡恢復，就可以治本。要想使動態平衡獲得恢復，首先就要將「四大病理因素」消除。

3. 骨質增生的原因

骨質增生的真正原因是異常的高力學狀態所造成的，根本原因是「人體內的力平衡失調」。X光片檢查可以發現，骨質增生的縱軸方向都和作用力方向一致，作用點當然就是在骨質增生的地方。累積受力的大小是指超過正常的生理適應範圍的力。壓應力過高引起的骨質增生發生在關節面的內側緣或中間；若發生在關節面外側緣或其他部位的軟組織附著點處，並且骨質增生的縱軸所指的方向必和軟組織患處的縱軸方向一致，就是拉應力過大引起的，和這個方向一致的軟組織必處在收縮的牽拉狀態。

骨質增生改變是人體自我調節功能「對抗性調節」的結果，即無法糾正異常力學狀態時所發揮的一種自我保護性機制。若人體運用本身纖維增生的辦法仍然無法阻止這種持續性的高應力，人體將進一步採取對抗性調節的辦法，即將大量的鈣質、磷質輸

送到軟組織的受損部位，也就是高應力集中處，並調動一切有關因素，使軟組織鈣化或骨化，最大限度地加強軟組織的強度，從而避免這種異常拉力對軟組織繼續進行損傷，這就是軟組織在持續的拉力作用下產生鈣化和骨化的原因。

人體內的一些囊狀組織器官，如滑囊、血管、椎間盤等，在持續的高張力的作用下受到損傷，被迫進行對抗性調節，發生硬化、鈣化再骨化，正如我們在臨床上經常看到的唇樣骨質增生、血管硬化、鈣化等。

4. 骨性關節炎疼痛和功能障礙的來源

通常認為骨性關節炎疼痛和功能障礙，其病在骨，其實膝關節骨性關節炎實為「骨—軟骨—關節周圍軟組織」三位一體的綜合性病種。

從病理角度來看膝關節骨性關節炎，可見骨質表面覆蓋著白色的軟骨，它產生潤滑、減少關節摩擦力的作用。但是軟骨磨損之後，骨質就曝露出來，軟骨磨損之後是不可能再生的，但是骨質因為有血液循環而可以在邊緣再生，於是在不良應力作用下，與骨相鄰的組織就會受到損傷，人體又無法將這種異常的張力排除，被迫進行對抗性調節，其演變過程也就是硬化、鈣化再骨化，就逐漸地發生代償性的骨質增生，形成異常關節結構。

骨關節產生炎症反應，刺激到神經，就會產生疼痛。並且，當軟骨磨損以後，關節周圍的受力平衡被打破，就會影響到整個關節的韌帶、肌肉等等軟組織。慢性軟組織損傷的黏連、攣縮、瘢痕、堵塞這四大病理因素的存在，又限制了軟組織的橫向面運動及互相之間的交叉運動，同時還限制了血流和體液的正常流動，會加劇疼痛，疼痛反過來又會加重應力不平衡狀態，形成

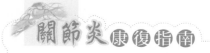

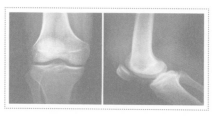

▲ 正常膝關節X光片

「骨—軟骨—關節周圍軟組織」三者相互作用,相互影響的惡性循環,這就是骨性關節炎的發生原理。

5. 針刀治療膝關節骨性關節炎的原理

針刀療法將中醫整體觀念及西醫外科手術治療方式進行有機結合,透過針刀對膝關節肌腱、韌帶及膝周前、後、左、右的痛點進行切割分離、鏟撥鬆解,以鬆解軟組織黏連,緩解肌肉痙攣,切開瘢痕組織,消除關節腔處高應力點,從而減輕它們對膝關節活動的束縛,恢復膝關節局部的力學平衡。

治療過程會產生輕微創傷出血,局部組織釋放創傷因子,創傷出血可以促進炎性物質與周圍環境的交換,加快它的吸收,減輕其對周圍軟組織的刺激,消除疼痛,有「放血療法」的作用;此外,針刀將膝關節囊切開,減輕了關節內的壓力,同樣有減輕疼痛的作用;針刀對軟組織的鬆解,還可以激發人體膝關節的自我修復與重建反應。

6. 針刀治療膝關節骨性關節炎的方法

在充分理解針刀醫學技術治療膝關節骨性關節炎的原理後,將根據病人的實際綜合情況設計治療方案。原則上,膝關節各部位都可以成為進針點,但以前側和後側多見。

例:臨床採用膝關節骨性關節炎的針刀「三線九點」鬆解術

的方法治療，具體操作方法如下。病人採俯臥位，膝關節伸直，膕窩朝上，膕窩部及周圍皮膚常規碘伏消毒、鋪巾。術者帶無菌手套，在膕窩部位劃三條平行標記線，第一根為膕橫紋線，第二根線在橫紋上3～5公分，第三根線在橫紋下3～5公分，每根線定位3點，共有9個點，都分布於膝後側及內、外側。根據病情，各點會有不同程度的壓痛，在「三線九點」上確定1～3個壓痛較明顯的「源點」為進針點。使針刀的刀口線與腱纖維方向平行，再進針刀，針刀經過皮膚、皮下組織，刀下有堅韌感時為肌肉起止點，直達骨面，在骨面上行縱疏橫剝、鏟剝分離3～5刀，整體鬆解韌帶或肌腱起止點處黏連、瘢痕組織，刀下明顯鬆動後即順原路出刀，敷料包紮。

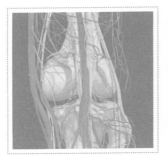

▲ 膝關節後側血管神經

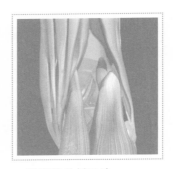

▲ 膝關節後側肌腱

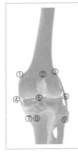

①腓腸肌內側頭；②蹠肌起點；③腓腸肌外側頭；④脛側副韌帶（膝內側）；⑤膕斜韌帶；⑥腓側副韌帶（膝外側）；⑦鵝足（由縫匠肌、股薄肌和半腱肌的止點共同組成，其位置稍靠膝內側）；⑧膕肌止點；⑨股二頭肌止點

▲ 膝關節「三線」中的「九點」分布

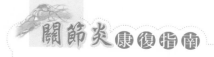

注意：①④⑦點處應避開大隱靜脈，②⑤⑧點應避開膕動脈、膕靜脈與脛神經，③⑥⑨點應避開腓總神經。一天內保持術區乾燥、清潔，適度活動膝關節。依病情治療，1～3次為一療程，每次間隔時間為5～7天。

針刀治療膝關節骨性關節炎在臨床上有明顯療效，在此區利用針刀在疼痛的「源點」上的切割、分離、鏟撥，鬆解軟組織黏連，能夠從根本上消除膝關節各處高應力點，破壞可能引起復發的病灶，減輕膝關節活動的束縛，進而恢復其力學平衡，消除疼痛；治療過程中會產生輕微創傷出血，創傷出血可以促進炎性物質與周圍環境的交換，加快它的吸收，減輕其對周圍軟組織的刺激，釋放疼痛。

注意事項：

（1）重點檢查膝關節後緣的軟組織損傷情況，其次為膝關節前緣的壓痛點。

（2）一般情況下，膝關節後側緣損傷為膝關節骨性關節炎損傷的源點，而其他壓痛點為其繼發點。

（3）施術部位有嚴重皮膚損傷或皮膚病者禁用，有膝關節或附近的腫瘤者禁用。

（4）糖尿病患者需控制好血糖，防止高血糖狀態使傷口易感染，難癒合；併有嚴重其他疾病、嚴重高血壓病、冠心病等患者，需慎重考慮能否耐受治療時帶來的疼痛。

（5）繼發性膝骨性關節炎，原發疾未癒或仍處於活動期者慎用。

（三）手法鬆解

原理是：①膝為肝之巢。②膝關節處於足三陽經及足三陰經

通過的交通要道上。③膝為諸筋糾結之所，氣血下沉反轉之地。④《素問・脈要精微論》曰：「膝為筋之府。」

手法鬆解包括「阻抗運動」、「體位鍛鍊」、「按摩手法」。手法鬆解治療貴在堅持，少量多次，局部活動結合全身運動，以微感到勞累為準。

1. 阻抗運動

阻抗運動是一種機體抗阻運動。阻抗運動時肌纖維本身的收縮和舒張，可以改善血液循環和肌肉組織的營養，避免肌肉萎縮，增強肌肉的力量，減輕關節內外組織的黏連和攣縮，從而改善和避免關節僵硬，擴大關節活動範圍。包括如下幾種：

（1）阻抗雙髖外展、內收、屈曲運動，鍛鍊臀大肌、臀中肌、臀小肌、縫匠肌、闊筋膜張肌、髂腰肌、股直肌、縫匠肌等肌肉。

（2）阻抗雙膝伸直、屈曲運動，鍛鍊股四頭肌、股二頭肌、腓腸肌、比目魚肌等肌肉。

（3）阻抗踝關節背伸、蹠曲、內旋、外旋運動，鍛鍊踝關節諸肌、股四頭肌、腓腸肌、比目魚肌、脛骨前肌、腓骨長肌等肌肉。

阻抗運動的具體操作詳見後面「膝關節的自我養護」章節。阻抗運動，每組10次，每天3組，30天為一療程。此法適合於各期膝關節骨性關節炎病人。

2. 按摩手法

按摩手法動作相對輕柔，適合膝關節骨性關節炎各期的患者。堅持按摩手法可加強全身機能代謝，促進膝關節和下肢的血液循環，能改善膝關節炎缺血、缺氧的狀況以及代謝產物的排

泄，緩解疼痛症狀，擴大關節活動度，加速病情恢復。

具體操作4步如下：

• **第一步**：點揉穴位和壓痛點。我們在用拇指觸摸膝關節周圍時，會感到有一些部位比較疼痛，這就叫壓痛點，往往是病變的所在。五個穴位是陽陵泉、陰陵泉、梁丘、血海和足三里。找到這些點後，用拇指進行點揉彈撥。

• **第二步**：按揉髕骨。先找到髕骨，用一隻手掌或者是兩隻手掌，將其慢慢壓在髕骨的上方，然後由輕到重慢慢用力，進行來回的揉碾，這個動作做3分鐘左右就可以了。

• **第三步**：拿股四頭肌。把腿繃緊時會發現有兩塊肌肉突起，這兩塊肌肉叫作股四頭肌的內側頭和外側頭，用一隻手把它握住，拇指一般在內側，其餘四指在外側進行拿捏，這個動作也是有痠脹感為最好，也是做3分鐘左右。

• **第四步**：擦揉膝關節。把手掌伸直，用掌根先貼著外側，貼好以後稍微用力，由上往下快速地擦動，一直擦到小腿的中間為止，然後轉到內側，各擦1分鐘；然後我們可以用兩隻手，把下肢的內側和外側夾緊，以能忍受的力量為最好，夾緊以後來回的旋轉式揉搓，由大腿一直揉搓到小腿中間，也是各擦1分鐘。

3. 體位鍛鍊法

臨床經驗結合人體膝關節的生物力學特點，參考國內外文獻，總結出經典的膝關節鬆解手法——「體位鍛鍊」，能使患膝在力的作用下，逐步克服自身的關節功能障礙，減輕關節內外組織的黏連和攣縮，從而改善和避免關節僵硬，恢復軟骨的正常代謝，使關節恢復正常活動，減少膝關節骨性關節炎後遺症的發生。具體的體位鍛鍊法實行步驟包括：行走位、坐立位、仰臥

位、側臥位、俯臥位。

注意：

（1）每節運動一日5次，每項動作重複5次以上，或持續5秒。

（2）有明顯膝關節功能障礙者，務必在施術者輔助下進行。

（3）膝關節運動時避免扭轉用力，登山、上下樓梯或下蹲起立活動不宜。

（4）運動時要求動作宜緩慢柔和，不可猛然、劇烈用力。

（5）急性期膝部紅腫熱痛，關節周圍軟組織腫脹明顯，皮膚溫度增高時，應停止運動。

（6）可以散步，以鞋合腳為宜，在草地上為佳，時間為30分鐘左右，亦可進行游泳、騎車等綜合運動。

（7）注意膝部保暖防寒，避免潮濕。

（四）中藥薰蒸

中藥薰蒸療法又稱中藥汽浴療法、熱霧療法，是利用煎煮中草藥產生的藥蒸汽來薰蒸肌體，達到疏通經絡、活血化瘀、祛風除濕的作用，從而緩解膝關節骨性關節炎病人的關節疼痛、腫脹、屈伸不利等症狀。它是以熱藥蒸汽為治療手法的化學、物理綜合療法。

薰蒸療法治療膝關節骨性關節炎的作用原理：中藥薰蒸汽的熱效應及藥物作用，可使微血管擴張，加速血液循環，增加局部血液灌注，溫通靜脈淤滯，降低骨內壓力，改善微循環，加速新陳代謝，清除淤積的酸性分泌物；使瘀血吸收消散，腫脹消退，改善骨質疏鬆，阻止或減緩骨贅生成；使藥物的有效成分能滲

透到關節組織內，達到溫經散寒、理氣通絡、活血化瘀、緩解疼痛、改善關節功能的作用。

藥用丹參、桃仁、紅花、活血藤、細辛、當歸、伸筋草、白芍、桔梗、川芎、白芷、川烏、牛膝等幾十味中藥。混合均勻後，倒入機器高壓鍋內，加水2000CC左右，接通電源，於加熱至35℃時，打開開關，藥蒸氣通過軟管持續薰蒸患膝，每次20～30分鐘，2週為一療程。

適用於膝關節骨性關節炎的急性期與緩解期。

注意事項：薰洗常用設備是薰蒸床，病人平躺於床上，外罩塑膠薄膜或布單，頭部外露，薰蒸時注意蓋好薄膜，避免受風、著涼。

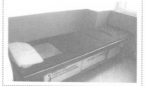

▲ 中藥薰蒸床

此外，重症高血壓、心臟病、急性腦血管意外、重度貧血、動脈硬化症、急性傳染病，上述病症之病人禁止進行薰蒸治療。飯前飯後30分鐘內、饑餓、過度疲勞；妊娠、經期婦女；有開放性創口、感染病灶、年齡過大、體質特別虛弱的人，以及對中藥過敏者，也不適合進行薰蒸治療。

（五）電磁治療

磁療又稱「骨傷治療儀」，是利用人造磁場（外加磁場）施加於人體的經絡、穴位和病變部位治療某些疾病的方法，它是一種簡單有效的科學方法。磁場影響人體電流分布、荷電微粒的運動、膜系統的通透性和生物高分子的磁矩取向等，使組織細胞的生理、生化過程改變，改善骨傷部位的微循環，有利於鎮痛物質的排除，減輕炎性水腫和組織缺氧，促進滲出物的吸收，達到鎮

痛、消腫、促進血液及淋巴循環等作用。對膝關節骨性關節炎的修復、黏連的鬆解均有良好的效果。特別是對於各期膝關節骨性關節炎病人的關節疼痛、關節僵直、活動障礙的症狀有明顯的改善作用。

（六）中頻脈衝

中頻脈衝在治療膝關節骨性關節炎的即時疼痛和後續疼痛症狀顯得十分有效，而且對於因膝關節骨性關節炎所導致的下肢肌肉萎縮、痙攣、黏連、循環障礙的病人，有很大的治療作用，加上該療法給人一種舒適的振動感。因此，電腦中頻電療機深受病人的青睞。

它的治療作用如下：

1. 鎮痛作用

中頻電療作用的局部，皮膚痛閾明顯增高，臨床上有良好的鎮痛作用。其鎮痛作用分即時止痛及後續止痛。

即時止痛作用的體液機制：中頻電流刺激可啟動腦內的內源性嗎啡樣多肽能神經原，引起OLS多肽釋放，達到鎮痛效果。這些物質鎮痛效果較嗎啡強3～4倍，又無嗎啡之副作用。

後續止痛（間接止痛）作用機制：中頻電流治療後的止痛作用主要與這種電流作用後，改變了局部的血液循環，使組織間、神經纖維間的水腫減輕，組織內張力下降，使因缺血所致的肌肉痙攣緩解，缺氧狀態改善，促進鉀離子、激肽、胺類等病理致痛化學物質清除，以達到間接止痛的效果。

2. 促進血液循環

中頻電流會刺激感覺神經，使神經釋出小量的「P」物質和

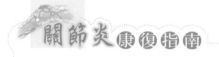
乙醯膽鹼等血管活性物質，使小動脈和微血管產生擴張反應，使皮膚溫度上升。

3. 鍛鍊骨骼肌

能使骨骼肌收縮，常用於鍛鍊骨骼肌，且比低頻電流優越。

4. 軟化瘢痕和鬆解黏連的作用

等幅中頻電流（音訊電）有軟化瘢痕和鬆解黏連的作用，臨床上廣為應用，對其作用機制的研究尚不夠。

（七）雷射治療

氦氖雷射治療是根據現代雷射醫學、仿生學、中醫學以及臨床實驗而研製開發的集治療、保健為一體的新一代治療儀。在醫療上，氦氖雷射主要用於照射人體經絡穴位和

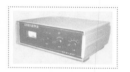

▲ 氦氖雷射治療儀

病變組織，以促進血液循環，加速病變部位受損組織的修復、再生。

氦氖雷射可對人體產生熱效應、電磁效應、光化學效應，具有活血化瘀、疏調經絡的功效。照射人體血液，可降低血液黏度，清除血液中的自由基和垃圾，保護內皮細胞，改善微循環，預防血栓形成；恢復紅血球正常形態，提高紅血球攜氧能力，保持機體組織供氧，促進機體的物質代謝和能量代謝，有利於受損組織的修復和再生。對有創口的骨折筋傷有良好的促進癒合作用。在改善血液循環、營養骨細胞、清除血液中的自由基和垃圾、消炎止痛等方面有著重要的作用，它廣泛應用於膝關節骨性關節炎、骨折術後、頸椎病、肩周炎、腱鞘炎等，亦對皮膚潰瘍、皮膚創傷、中耳炎、鼻炎等有很好的效果。

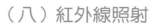
（八）紅外線照射

紅外線照射即紅外線療法，又稱神燈、熱療。紅外線照射有明顯的改善局部血液循環的作用，能促使物質代謝增強，令組織細胞活力及再生能力提高。

用紅外線治療慢性炎症時，能改善血液循環，增加細胞吞噬功能，消除腫脹，促進炎症消散；紅外線還可以降低神經系統的興奮性，有鎮痛，解除橫紋肌、平滑肌痙攣及促進神經功能恢復等作用。

紅外線可以運用於無菌性炎症引起的黏連、瘢痕、攣縮、組織腫脹等。經常用於治療扭挫傷、術後、膝關節骨性關節炎等。可促進組織腫脹消散、減輕炎症黏連、促進瘢痕軟化、減輕瘢痕攣縮等。尤其對膝關節骨性關節炎症狀具有止痛、消腫，加強骨質代謝，促進骨細胞再生的作用，常常配合中藥外敷，有利於藥物的局部吸收，使局部症狀更快的改善。

（九）中藥敷貼

中藥敷貼又稱貼敷療法，是以中醫基本理論為指導，應用中草藥製劑，施於皮膚、孔竅、俞穴及病變局部等部位的治療方法，屬於中藥外治法。貼敷療法是中醫治療學的重要組成部分，並較內治法更為簡便、實用，是我國幾千年來在與疾病的抗爭中總結出來的一套獨特而行之有效的治療方法。

作用功效：中藥敷貼是將中藥末加輔形劑調勻成糊狀，敷於患處或穴位。我們自製的截血散、消炎膏、傷痛膏等藥膏，具有舒筋活絡、袪瘀生新、消腫止痛、清熱解毒等功效。對骨傷科各種疼痛、麻木、關節僵硬均有明顯的治療作用。因而也常用於膝關節骨性關節炎病人的關節疼痛和功能障礙。目前家喻戶曉的

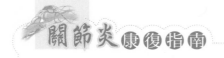

「冬病夏治」三伏貼就是穴位貼敷法。

1. 截血散

　　取自製方劑截血散（主要成分：紅花、白芷、花粉等）適量，加凡士林少許，用溫水調成糊狀，均勻覆蓋於敷料上，將其置於患膝關節，以繃帶包紮固定，6～8小時/次，1次/日，2週為一療程。

　　本方採用活血化瘀、除濕、通痹止痛的藥物，符合祛濕鎮痛、舒筋活血的治療原則。採用該類藥物外敷可使局部微血管擴張，促進局部血液循環和淋巴循環，促進關節液的分泌和吸收，特別是炎性介質和免疫源性物質的代謝，能改善關節軟骨的營養。適用於膝關節骨性關節炎各期的急性期與緩解期。

2. 消炎膏

　　參照明代陳實功所著《外科正宗》中的經典方金黃散加減而成方劑。（主要成分：薑黃、大黃、黃連、黃柏、生南星、天花粉及白芷等）取適量蜂蜜，用溫水將消炎膏調成漿糊狀，均勻塗抹在敷料上後外敷於患處，用一層紗布封閉在敷料上，以防止藥物外滲，使之直接吸收。更換1次/天（根據情況可增加換藥次數），以便持續發揮作用。

　　本方具有清熱解毒、散寒除濕及通痹止痛的作用。消炎膏中的黃連含有小蘖鹼、黃連鹼、甲黃鹼及棕櫚鹼等，同時黃連對局部組織具有活血化瘀、消炎止痛的作用；大黃有效成分為蒽醌衍生物，有較強的抗菌作用；白芷的成分有白芷素、白芷醚及白芷毒素等，對皮膚真菌有廣泛的抗菌作用；天花粉有清熱解毒的作用。適用於臨床各期的急性期。

　　注意事項：上述諸藥均為外用藥，不可內服；使用時忌食辛

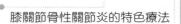

辣食物；不適用於皮膚有破潰的病人，以免加重感染。

（十）針灸療法

　　針灸治療疾病，是以中醫基礎理論為指導來運用針灸的方法，根據病人的具體病情進行辨證論治，以明確疾病的病因、病機、病位、病性和病情的標本緩急，在此基礎上進行相應的配穴處方，依方施術，以通經絡、調氣血，從而達到治療疾病的目的。

　　針灸的衍生療法很多，如溫針（針上加灸）、電針（針刺通電）、火針（針加熱）、水針（穴位注射）等。

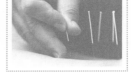

▲ 針灸治療

　　針灸治療的作用如下：

1. 疏通經絡

　　疏通經絡的作用就是使瘀阻的經絡通暢而發揮其正常的生理作用，是針灸最基本、最直接的治療作用。經絡「內屬於臟腑，外絡於肢節」，運行氣血是其主要的生理功能之一。經絡不通，氣血運行受阻，臨床表現為疼痛、麻木、腫脹、瘀斑等症狀。選擇相應的俞穴和針刺手法及三稜針點刺出血等，能使經絡通暢、氣血運行正常。

2. 調和陰陽

　　針灸調和陰陽的作用就是使機體從陰陽失衡的狀態向平衡狀態轉化，是針灸治療最終要達到的目的。疾病發生的原理是複雜的，但從整體上可歸納為陰陽失衡。針灸調和陰陽的作用是透過經絡的陰陽屬性、經穴配伍和針刺手法完成的。

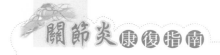

3. 扶正祛邪

　　針灸扶正祛邪的作用就是扶助機體正氣及驅除病邪。疾病的發生、發展及轉歸的過程，實際上就是正邪相爭的過程。針灸之所以能治病，就是在於它能發揮其扶正祛邪的作用。

　　針灸治療本病常規取穴以膝關節周圍穴位為主，有血海、梁丘、膝眼、足三里、委中、陰陵泉、陽陵泉等。行痹取膈俞、太沖；痛痹取腎俞、關元；著痹取足三里、商丘；熱痹取大椎、曲澤。遠取穴位有三陰交、懸鐘、內關、曲池、大杼等。

　　膝關節骨性關節炎的病人容易出現膝關節的僵直，活動受限，實為局部經絡阻滯不通、氣血不和，肌肉、韌帶等生物力學平衡失調。針灸透過疏通氣血經絡、調和陰陽平衡的作用，達到扶正祛邪、舒筋止痛的目的。

（十一）液體療法

　　液體療法即液體內循環治療方法，是從名貴中藥裡提取促進骨細胞再生的有效成分，靜脈給藥直達病所及其周圍組織，產生活血化瘀、活絡通脈，促進骨細胞再生，減輕骨內壓，清除膝關節及其周圍組織的炎症因子的作用，治療作用快，效果好。

　　三七、丹參、紅花、川芎等是我國的名貴中藥，其提取物——單體的純度較高，有很強的藥物效應，透過「活血祛瘀，通脈活絡」的作用，針對膝關節骨性關節炎的病因，改善膝關節局部的微循環，為膝關節骨性關節炎的應力修復提供基礎，達到治療膝關節骨性關節炎的目的。

（十二）止痛藥物

　　由於骨性關節炎的病因不明，因此，目前對骨性關節炎缺乏

根本治療藥物。鎮痛藥、非甾體類抗炎藥和關節內注射藥物，是當今對骨性關節炎的藥物治療方法，這些藥物的應用通常是為了緩解疼痛，尚未發現有改善功能的作用。另外，長期用藥會帶來副作用和藥物毒性，特別是腎功能下降的老年人，其對藥物的毒性更為敏感。儘管有這些局限性，一些骨性關節炎患者仍可選擇性應用某種形式的藥物治療。

從臨床觀察來看，輕、中度病人療效較好，重度病人療效較差，關節積液較多、關節結構改變嚴重者效果更差。鎮痛藥、非甾體類抗炎藥和皮質激素屬於快作用緩解症狀的藥物；硫酸軟骨素濃度、關節內注射透明質酸鈉等，屬於慢作用緩解症狀藥物；某些軟骨保護劑可對因治療，減緩軟骨的退變。

1. 單純鎮痛藥

美國風濕病學會將對乙醯氨基酚列為治療骨關節炎的首選藥物。由於骨性關節炎以軟骨退變為主，關節炎症為繼發性，程度較輕微，因此，輕到中度的關節疼痛使用鎮痛藥是有效的。在出現間歇性關節疼痛時，或在進行能加重疼痛症狀的活動前應用；緩解持續性疼痛通常需要透過正規服用方法獲得。其藥物副作用包括胃腸道反應、皮疹和肝腎毒性，鑑於藥物的不良反應，用藥時需謹慎，特別是對於肝腎功能處於代償期和過度飲酒的病人。

2. 非甾體類藥

已成為常規用藥，可消除關節疼痛和僵硬，能抑制炎症反應，有潛在的優點。非甾體消炎藥雖能緩解症狀，但並不能改善病情發展，長期使用還可能引起許多不良反應。高危險因素有：年齡65歲以上、既往有消化性潰瘍和胃炎史、使用糖皮質激素、吸菸和服用抗凝血藥。1971年，英國John Vane提出非甾體類

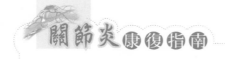

抗炎藥透過抑制前列腺素合成酶-環氧化酶（COX）而抑制炎症反應的觀點，並藉此榮獲諾貝爾獎。COX有兩種異構體：COX-II和COX-I。研究顯示，非甾體類抗炎藥如抑制COX-II作用強於COX-I，可降低不良反應，同時保持療效；非甾體類抗炎藥的研究方向，即是發展對COX-II具有高度選擇性抑制的新藥。

3. 鎮痛藥

因為骨性關節炎只存在低度炎症狀況，因此嘗試使用鎮痛藥控制疼痛，經臨床試驗證明鎮痛效果較好，對於中度以上疼痛的控制優於非甾體類抗炎藥，而且可以改善病人的睡眠狀況，安全性和耐受性也較非甾體類抗炎藥好。

4. 糖皮質激素

全身性使用糖皮質激素，會產生嚴重的不良反應，不能長期應用，在骨性關節炎的治療中意義不大。關節內注入皮質激素對某些關節急性炎症副作用明顯，疼痛劇烈，其他藥物無效者可應用，但是作用有限。在嚴格選擇的病例中，關節內注入皮質激素可緩解疼痛和改善功能，療效持續不超過數週。併發症包括反覆的關節內注射有造成關節感染的危險。

5. 關節軟骨營養藥物

這些藥物多為軟骨基質或關節液成分，透過使用能夠改善軟骨的營養，減緩和修復軟骨退變。本類藥物效果緩慢，多半無明顯的鎮痛作用，因此，服藥初期與鎮痛藥或非甾體類抗炎藥合用，才能有效地緩解症狀。

（1）關節內注射玻璃酸鈉：作為治療骨性關節炎的一種新的補充療法，已有二十多年歷史，至今全球用量已超過100萬人

次，效果良好。自二十世紀七〇年代起，Peyron首次應用玻璃酸鈉關節腔內注射治療骨性關節炎病人，並獲得滿意療效之後，國外已作為一種藥物應用於臨床，多數認為有效。一般需要每週於關節內注射1次，連續5週。

玻璃酸鈉關節腔注射後，可恢復關節滑液的正常黏彈性，增加潤滑作用，啟動軟骨組織的自身修復過程，抑制軟骨基質的分解，可增加蛋白多醣的聚集，誘導內源性玻璃酸鈉的產生；此外，還有抗炎、封閉痛覺感受器等作用。臨床上除能顯著緩解疼痛與腫脹之外，還可提高關節功能。其療效持續時間長，且無不良反應，耐受性好。

少數病人首次注射後，關節疼痛、行走障礙立即有所緩解，但多數病人在給藥後1～3週才出現明顯改善，較糖皮質激素與鎮痛藥起效緩慢，但作用持久。對至今缺乏對因治療藥物，以及對非甾體類抗炎藥不耐受的骨性關節炎病人，不失為一種良好的治療手段。

（1）氨基葡萄糖：是一種氨基單糖，為關節軟骨中氨基葡萄糖的基本成分，能刺激人體軟骨細胞的蛋白聚糖合成，防止非甾體抗炎藥引起的軟骨損傷及皮質激素對軟骨細胞的損害，同時本品能影響炎症過程。氨基葡萄糖有保護軟骨、延緩骨性關節炎的病理進程的作用。

（十三）臭氧療法

臭氧進入組織後，與組織內的水分形成雙氧水（H_2O_2）。另外，臭氧還可以引起脂超氧化，生成LOP和雙氧水，LOP和雙氧水可以作為化學信使，迅速進入組織細胞內液，觸發幾種生化反應。首先，可以誘導抗氧化酶產生反應，從而清除炎症及過多活

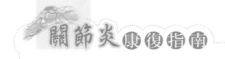

性氧，還能刺激拮抗炎症的細胞因子產生，抑制細胞產生炎性因子，臭氧還可以增加體內一氧化氮的水準，一氧化氮可以促進患處的血管擴張，增加患處供養，從而促進炎症吸收。

臭氧可以明顯減輕急性軟組織損傷引起的疼痛，對慢性軟組織損傷也有很好的療效。臭氧的強氧化性可以改變軟骨和基質合成代謝平衡，臭氧的抗炎作用和鎮痛作用可以明顯緩解關節的疼痛。同時，O_2-O_3混合氣體有更強的抗炎、鎮痛作用。

對膝關節骨性關節炎病人，臨床常用30微克/CC的O_2-O_3混合氣體5～10CC注射膝關節疼痛源點，以對抗無菌性炎症，改善局部組織血液循環和氧氣供應，同時可以促進肌肉組織的新陳代謝，減輕肌肉痙攣，明顯改善膝關節骨性關節炎病人的症狀。

（十四）手術療法

人工膝關節置換手術是一種很安全的手術，而且技術也很成熟。很多病人透過手術治療恢復了正常的日常生活。一般情況下，膝關節人工關節置換手術都是使用骨水泥型，且是表面置換術，只是把破損的關節面的骨頭切掉，換一個人工的關節面，因此也被稱為人工膝關節表面置換手術，同時又可以透過手術將膝關節的畸形一起矯正，恢復到正常的情況。膝關節人工關節置換手術的假體分兩種，一種是固體平台假體，另一種是旋轉平台假體，每種都會有很多型號，寬窄、大小都是醫生到了手術台上測量出來的，根據病人骨頭的大小，選擇適合的型號進行安裝。

有的病人因為人工膝關節置換手術可能出現一些併發症而害怕手術，其實這種恐懼是不必要的，因為目前人工膝關節置換術後的常見併發症可以被有效地預防。下肢靜脈炎和深靜脈血栓的發生率也可以透過下肢彈力襪套、足底靜脈幫浦、膝關節功能鍛

鍊機的應用而大大降低。感染一向被認為是膝關節置換手術的嚴重併發症,它也可以被很好地避免,具有先進設備的手術室可以成功地去除灰塵、細菌及不清潔的空氣,使術後感染率降至不到1%。

就近期療效來說,人工膝關節置換手術效果優良,絕大多數病人可以在術後第三天開始站立並開始進行復健,出院時病人多可以在習步器或拐杖的幫助下充滿信心地行走。對於遠期療效而言,患者在進行關節置換後症狀都會得到明顯改善,關節疼痛明顯減輕,從事日常活動的能力明顯改善,94%的成功手術病人可保持良好的膝關節功能達二十年。

人工膝關節置換手術適合用於由疾病或損傷導致的膝關節軟骨磨損破壞,引起膝關節嚴重疼痛、畸形、不穩定、活動障礙等,嚴重影響日常生活及生活品質,經保守治療無效或效果不顯著的病人。人工關節置換手術是治療晚期關節病變,特別是膝關節疾病最有效的治療方式。

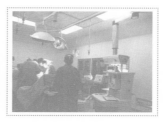

▲ 人工膝關節置換手術

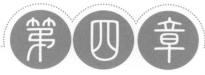

第四章

膝關節的
自我養護

　　膝關節平時的自我養護，應包括飲食護理與功能鍛鍊兩部分。飲食在原則上應食用高鈣、高蛋白、高維生素之食物；功能鍛鍊則應適度而持之以恆，以達到最佳之保健療效。此外，已罹患骨性關節炎者更應重視情緒護理，保持積極健康之心態。

一、膝關節骨性關節炎的功能鍛鍊

　　功能鍛鍊應該適量適度，時刻注意膝關節應在輕度負重下進行運動，切不可增加膝關節承載的負擔。功能鍛鍊以主動鍛鍊為主，主動鍛鍊時肌纖維本身的收縮和舒張可以改善血液循環和肌肉組織的營養，避免肌肉萎縮，增強肌肉力量；被動鍛鍊則在肌肉癱瘓或肌力很弱時使用，以防止關節僵硬，擴大關節活動範圍。功能鍛鍊的方法適用於膝關節骨性關節炎緩解期病人。

（一）功能鍛鍊的原則

　　功能鍛鍊講究四個原則，即適度、堅持、漸進、科學，正確合理的鍛鍊才能產生良好的治療作用，防止錯誤的鍛鍊方式造成損傷。

1. 適度原則

　　功能鍛鍊應該適量適度，時刻注意膝關節應在非負重下或輕度負重下進行運動，切不可增加髖關節承載的負擔。

2. 堅持原則

　　功能鍛鍊應該每天堅持，少量多次，局部活動結合全身運動；每次15～30分鐘，每日3～5次，以微感到勞累為準。

3. 漸進原則

　　以自主鍛鍊為主，被動為輔；運動量循序漸進，逐步增加，切忌過勞而大量出汗，避免受寒、感冒。

4. 科學原則

要在專業醫師的指導下進行科學鍛鍊，逐步心領神會，然後自助進行。

（二）功能鍛鍊的作用

功能鍛鍊是在口服中藥，施用針刀術的基礎上進行的，屬於廣義的「手法鬆解」範疇；它可以減輕關節內外組織的黏連和攣縮，從而改善和避免關節僵硬，恢復軟骨的正常代謝，使關節恢復正常活動。

功能鍛鍊以主動鍛鍊為主，主動鍛鍊時肌纖維本身的收縮和舒張，可以改善血液循環和肌肉組織的營養，避免肌肉的萎縮，增強肌肉的力量；被動鍛鍊則在肌肉癱瘓或肌力很弱時使用，以防止關節僵硬，擴大關節活動範圍。

（三）功能鍛鍊的方法

1. 阻抗運動

（1）阻抗雙髖外展、內收、屈曲

外展：病人平臥，雙下肢自然伸直並向外側展開，與肩同寬，同時助手在雙膝關節外側給予適度的反向作用力阻止其外展，病人在阻力作用下持續用力外展，3～5秒/次，每組10次。

內收：病人平臥，雙下肢自然伸直並向外側展開，與肩同寬，同時助手在雙膝關節內側給予適度的反向作用力阻止其內收，病人在阻力作用下持續用力內收，3～5秒/次，每組10次。

屈曲：病人平臥，雙下肢自然伸直，併攏雙髖，病人一側膝有意識地向上抬起（屈髖動作），同時助手適度用力向下按住膝關節，病人在阻力作用下盡量做屈髖動作，3～5秒/次，每組10

次；另一側亦然。

（2）阻抗雙膝伸直、屈曲

伸直：病人平臥，一側屈髖屈膝，然後用力伸直膝關節，同時助手扶起病人的小腿並給予反向作用力對抗其伸膝運動，病人在阻力作用下持續用力伸膝，3～5秒/次，每組10次；另一側亦然。

屈曲：病人平臥，一側屈髖屈膝，然後用力屈曲膝關節，同時助手扶起病人的小腿並給予反向作用力對抗其屈曲運動，病人在阻力作用下持續用力屈曲，3～5秒/次，每組10次；另一側亦然。

（3）阻抗踝關節背伸、蹠曲、內旋、外旋

背伸：病人平臥，雙下肢自然伸直並向外側展開，與肩同寬，同時助手在踝關節前側給予適度的反向作用力阻止其背伸（五趾向上勾），病人在阻力作用下持續用力背伸，3～5秒/次，每組10次；以同樣的方法對踝關節做蹠曲（繃直足背）、內旋（雙足向內側偏）、外旋（雙足向外側偏）等阻抗運動。

阻抗運動，每組10次，每天3～5組，30天為一療程。

2. 體位鍛鍊法

臨床經驗結合人體膝關節的生物力學特點，參考國內外文獻，總結出經典的膝關節鬆解手法——「體位鍛鍊」，使患膝在力的作用下，逐步克服自身關節功能障礙，減輕關節內外組織的黏連和攣縮，從而改善和避免關節僵硬，恢復軟骨的正常代謝，使關節恢復正常活動，減少膝關節骨性關節炎後遺症的發生。具體鬆髖運動包括：行走位、坐立位、仰臥位、側臥位、俯臥位。

第一節：行走位。自然站直，昂首挺胸，身著合腳軟鞋，準

備動作是提踵訓練（腳跟抬起，腳尖站立，反覆5次），接著向前走若干步，著力點由足跟轉移到足尖，然後向後退行，退時著力點由足尖轉移到足跟，步伐宜慢，用心體會。困難者可扶物行走。

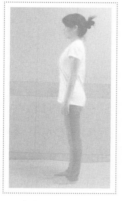 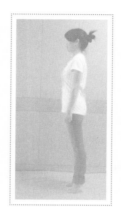 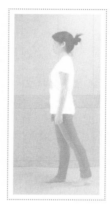

▲ 站立　　　　　　　▲ 提踵　　　　　　　▲ 行走

　　第二節：坐立位。先雙足平行同肩寬站立，緩緩坐下，軀幹保持正直，抬起一側腿，並使足尖回勾（條件許可者，足背可綁一個小沙袋），交替抬起另一側腿，再屈曲膝關節到坐立位，緩緩站起來，必要時扶住床、桌、椅等支架。重複上述動作5次。

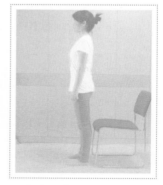

▲ 起立—坐下

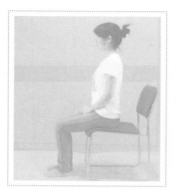
▲ 坐下—起立

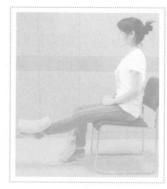
▲ 抬腿（沙袋）

　　第三節：仰臥位。伸直雙下肢平放，收縮股四頭肌數次為準備動作，保持每次5秒。然後屈曲起一側下肢，足底放平後緩慢上抬另一下肢至30～50公分，伸直腳尖，保持5秒，然後放回床面；另一下肢重複上述動作。有屈膝功能障礙者，雙手抱一側膝關節，盡量靠近胸部。熟練者進一步抬起雙下肢，屈曲膝關節，行空中交替「踩腳踏車運動」數十次。

　　第四節：側臥位。低枕頭，鍛鍊時選擇舒適的側臥位，使靠

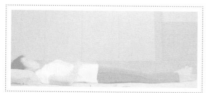
▲ 收縮股四頭肌

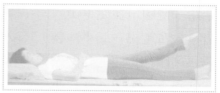
▲ 上抬另一下肢至30～50公分

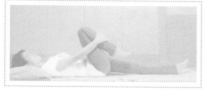
▲ 雙手抱膝

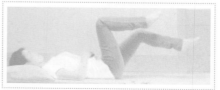
▲ 踩腳踏車運動

床面的一側下肢屈曲，而另一側下肢伸直，盡量向上抬起，保持5秒，重複5次；更換側臥方向，重複上述動作。

第五節：俯臥位。鍛鍊時俯臥於床上，胸前墊一塊枕頭，雙下肢做蛙泳狀。

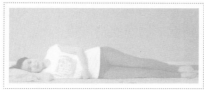
▲ 側臥

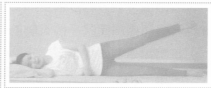
▲ 側位抬腿

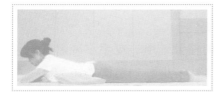
▲ 俯臥位

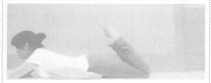
▲ 俯臥蛙泳

注意：

（1）每節運動一日5次，每項動作重複5次以上，或持續5秒。

（2）有明顯膝關節功能障礙者務必在施術者輔助下進行。

（3）膝關節鍛鍊時避免扭轉用力，登山、上下樓梯或下蹲起立活動不宜。

（4）鍛鍊時要求動作宜緩慢柔和，不可猛然、劇烈用力。

（5）急性期膝部紅腫熱痛、關節周圍軟組織腫脹明顯、皮溫增高者，應停止鍛鍊。

（6）可以散步，使鞋合腳，地點以草地為佳，時間為30分鐘左右。

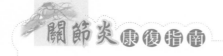

（7）注意膝部保暖防寒，避免潮濕。

3. 按摩手法

　　按摩手法動作相對輕柔，適合膝關節骨性關節炎各期的患者。堅持按摩手法，可加強全身的機能代謝，促進膝關節和下肢的血液循環，能改善膝關節炎缺血、缺氧的狀況以及代謝產物的排泄，緩解疼痛症狀，擴大關節活動度，加速病情恢復。

　　具體操作四步如下：

　　·第一步：點揉穴位和壓痛點。我們在用拇指觸摸膝關節周圍時，會感到有一些部位比較疼痛，這就叫壓痛點，往往是病變的所在。五個穴位是陽陵泉、陰陵泉、梁丘、血海和足三里。找到這些點後，用拇指進行點揉彈撥。

　　·第二步：按揉髕骨。先找到髕骨，用一隻手掌或者是兩隻手掌，把它慢慢壓在髕骨的上方，然後由輕到重慢慢用力，進行來回地揉碾，這個做1分鐘左右就可以了。

　　·第三步：拿股四頭肌。把腿繃緊時會發現有兩塊肌肉高起，這兩塊肌肉叫作股四頭肌的內側頭和外側頭，用一隻手把它握住，拇指一般在內側，其餘四指在外側進行拿捏，這個動作也是以微有痠脹感為最好，也是做1分鐘左右。

　　·第四步：擦揉膝關節。把手掌伸直，用掌根先貼著外側，貼好以後稍微用力，由上往下快速地擦動，一直擦到小腿的中間為止，然後轉到內側，計1分鐘；然後我們可以用兩隻手，把下肢的內側和外側夾緊，以能忍受的力量為最好，夾緊以後來回地旋轉揉搓，由大腿一直揉搓到小腿中間，計1分鐘。

4. 綜合運動

　　綜合運動具有隨意性強、方便、簡單的特點，能夠引起病人

的興趣，病人可根據實際情況自由選擇。

（1）**坐式騎車**：膝關節的功能鍛鍊十分強的非負重下的關節活動，既保持關節活動狀態，又不會使膝關節受壓，而坐在自行車上進行踩腳踏車運動就能很好地解決這個問題。但是要避免社區裡的站立式踩腳踏車運動，因為此時膝關節是負重的。

（2）**游泳**：這也是一種非負重下的運動，人體在水中漂浮是一種放鬆，使得頸椎、胸椎、腰椎、膝關節及下肢等各處關節在放鬆中得到鍛鍊，游泳對於全身骨節肌肉，甚至五臟六腑的功能調節都有很好的作用。游泳的方式有多種，對於膝關節的鍛鍊，推薦蛙式、仰式。

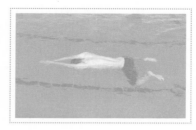

▲ 游泳鍛鍊

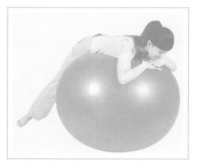

▲ 健身球鍛鍊

（3）**配合健身球運動**：以健身球為載體，進行髖關節外展、內收、屈曲運動、膝關節伸直、屈曲運動，或者進行伸腰、彎腰、擴胸等全身運動。

（四）功能鍛鍊注意事項

良好的功能鍛鍊要做好「十要十不要」，才能事半功倍。

（1）要減輕膝承載力，不要縱向過度受壓。

（2）要謹慎安全行走，不要跌倒摔傷骨折。

（3）要適度適量而止，不要過勞出汗感冒。

（4）要堅持循序漸進，不要做到半途而廢。

（5）要正確使用拐杖，不要逞強拒用拐杖。

（6）要配合針刀中藥，不要脫離系統治療。

（7）要補鈣合理膳食，不要嗜好辛辣菸酒。

（8）要防寒保暖避濕，不要寒濕處久坐睡。

（9）要定期進行複查，不要太輕視或焦急。

（10）要堅持遵從醫囑，不要誤導誤診誤治。

（五）功能鍛鍊的選擇

功能鍛鍊有阻抗運動、體位鍛鍊、按摩，這3種方法講究先後、各有偏重，需配合使用。

阻抗運動以被動為主，需要他人輔助才可以完成，適合於膝關節骨性關節炎的各期，尤其是下肢乏力、功能障礙明顯的病人，阻抗的程度因病人自身條件而定，在病人膝關節能達到的活動範圍內，做的幅度、持續時間盡可能大。

體位鍛鍊以主動為主，病人隨時可以做，適合於非急性發作的各期膝關節骨性關節炎病人，尤其適用於功能障礙較輕的病人及關節僵硬病人，但要注意緩慢柔和。

按摩手法則是功能鍛鍊後的放鬆操作，有利於舒筋通絡，緩解疼痛，鞏固療效。

（六）功能鍛鍊排程

功能鍛鍊是需要按時按量進行的，對於每日的運動可以如下：「阻抗運動＋體位鍛鍊＋按摩手法」三項為1組，每日做3組，7日為1療程，4個安排療程為1週期。功能鍛鍊前後配合中藥薰蒸、磁療、中頻脈衝等理療則更佳。每7天測量膝關節屈曲角度值及疼痛指數，記錄，並予以評估。此排程適合於住院或在家、自助或他助下進行功能鍛鍊的膝關節骨性關節炎各期病人參

考。

上午10：00～10：30

1. 阻抗運動（他助完成）

（1）阻抗雙髖運動3～5秒/次，每組10次。

（2）阻抗雙膝屈伸3～5秒/次，每組10次。

（3）阻抗雙踝運動3～5秒/次，每組10次。

2. 體位鍛鍊（自助完成）

第一節：行走位每組5次。

第二節：坐立位每組5次。

第三節：仰臥位每組5次。

第四節：側臥位每組5次。

第五節：俯臥位每組5次。

3. 按摩手法（自助或他助完成）

第一步：點揉穴位和壓痛點。每組1分鐘。

第二步：按揉髕骨。每組1分鐘。

第三步：拿股四頭肌。每組1分鐘。

第四步：擦揉膝關節。每組1分鐘。

下午14：00～14：30　阻抗運動＋體位鍛鍊＋按摩手法。方法同前。

晚上18：00～18：30　阻抗運動＋體位鍛鍊＋按摩手法。方法同前。

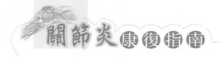

（七）住院病人排程表

時間		醫囑	自理
早餐7：00 12：00		中頻、磁療、雷射等 打針（靜脈注射） 中藥湯劑 小針刀、玻璃酸鈉注射（五天一次） 阻抗運動、按摩手法 中藥、膏貼外敷 紅外線照射	1. 中藥薰洗 2. 踩腳踏車運動 3. 按摩手法 4. 體位鍛鍊
中餐12：00 14：00		午休	午休
14：00 晚餐18：00		中頻、磁療、雷射等 穴位注射 藥物止痛（選用） 針灸加電針 阻抗運動、按摩手法 小針刀、玻璃酸鈉注射（五天一次） 中藥湯劑	5. 按摩手法 6. 體位鍛鍊
18：00 休息21：00		休息	7. 按摩手法

膝關節功能自我評估（JOA表）

JOA膝關節骨性關節炎治療效果評價標準　滿分100分

1. 疼痛，能步行

A. 可步行1公里以上，通常無疼痛，活動時偶有疼痛（30分）

B. 可步行1公里以上，有疼痛（25分）

C. 可步行500公尺以上1公里以下，有疼痛（20分）

D. 可步行100公尺以上500公尺以下，有疼痛（15分）

E. 可室內步行或步行100公尺以下，有疼痛（10分）

F. 不能步行（5分）

G. 不能站立（0分）

2. 疼痛，能上下樓梯

A. 上下自由無疼痛（25分）

B. 上下自由有疼痛，使用扶手無疼痛（20分）

C. 使用扶手有疼痛，一步一步無疼痛（15分）

D. 一步一步有疼痛，使用扶手，一步一步無疼痛（10分）

E. 使用扶手，一步一步有疼痛（5分）

F. 不能（0分）

3. 屈曲角度及強直、高度攣縮

A. 能達到正常坐姿的活動度（35分）

B. 能達到側身坐、盤腿坐的活動度（30分）

C. 能屈曲110°以上（25分）

D. 能屈曲75°以上（20分）

E. 能屈曲35°以上（10分）

F. 屈曲＜35°，且強直，高度攣縮（0分）

4. 腫脹

A. 無水腫、腫脹（10分）

B. 有時需要穿刺（5分）

C. 經常需要穿刺（0分）

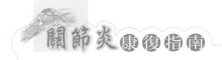

續表

左膝	1	2	3	4	右膝	1	2	3	4
治療前					治療前				
治療後					治療後				
左膝	治療前	治療後	改善指數	改善率	右膝	治療前	治療後	改善指數	改善率
評估					評估				

改善率=[（治療後評分－治療前評分）÷（100－治療前評分）]

改善率還可對應於通常採用的療效判定標準：

改善率大於80%時為治癒，50%～80%為顯效，20%～50%為有效，小於20%為無效。

自我評估表

日期	阻抗運動	體位鍛鍊	按摩手法	評估（優、良、差）
1				
2				
3				
4				
5				
6				
7				
8				
9				
10				

續表

日期	阻抗運動	體位鍛鍊	按摩手法	評估 （優、良、差）
11				
12				
13				
14				
15				
16				
17				
18				
19				
20				
21				
22				
23				
24				
25				
26				
27				
28				
29				
30				

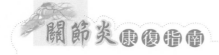

二、膝關節骨性關節炎的情緒護理

　　病人因疼痛、致殘、經濟負擔等諸多因素而產生焦慮、煩躁、情緒波動。因此，要以端莊的儀表、熱情周到的服務、親切和藹的態度、輕鬆禮貌的語言以及精湛的護理技術緩解其壓力，使之安心治療。醫者可以指導病人預防和減輕疼痛，與病人討論疼痛，使病人正確認識疼痛，使病人感受到被理解和被關懷，消除其緊張、恐懼、消極情緒，引導病人過愉快充實的生活。

（一）病人的心理問題分析

　　由於膝關節骨性關節炎病程較長，西醫對此治療的方法主要是手術，病人心理負擔沉重，易出現各種心理問題，皆為心理治療的對象。病人的心理問題主要有恐懼心理、焦慮心理、否定心理、排斥心理等。

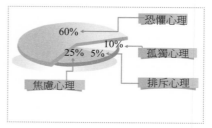

▲ 心理問題分類

　　膝關節骨性關節炎一旦確診，病人及家屬往往處於恐懼之中，認為會殘廢，不能行走；其實，這是對膝關節骨性關節炎的本質認識錯誤引起的。要正確認識膝關節骨性關節炎，膝關節骨性關節炎並不可怕，沒有必要自行想像和誇張其嚴重程度，增加心理壓力和負擔。還有病人容易出現焦慮心理，對廣告宣傳的治療方案半信半疑，不知如何取捨，即使到了醫院也不配合治療，怕吃錯藥，打錯針，時間長了就會情緒憂鬱，充滿焦慮，影響康復。這時候，慎重選擇正規的醫院和研究這一領域的專家十分重

要。還有許多患者常常產生否定心理、排斥心理，檢查出了膝關節骨性關節炎而不相信，認為自己傷得很輕，對治療不配合，堅持不好的生活習慣；對治療效果緩慢的狀況不滿意，自暴自棄，產生消極的念頭；對自己的跛行、疼痛、功能障礙憂心忡忡，產生自卑感，甚至拒絕治療。

（二）情緒護理的基本原則

心理治療在治療疾病中有著十分重要的作用。在對於膝關節骨性關節炎實施心理治療時，應該注意以下原則。

1. 接受性原則

對病人無論病情輕重、職位高低，都要一視同仁、認真接待、耐心傾聽、熱情疏導，應該以理解、關心的態度對待病人。

2. 支持性原則

對於沒有信心、自暴自棄的病人，進行語言與非語言的資訊交流，給予其精神上的支持與鼓勵。

3. 成長性原則

膝關節骨性關節炎病程長，產生的心理問題複雜，因此在情緒護理過程中，要盡量採取啟發式方法指導病人自己分析其心理問題產生的原因，探求自己的解決方法。

（三）情緒的護理方法

在充分理解病人心理的基礎上，結合情緒護理的原則，宜採用以下幾種方法進行情緒治療護理。

1. 情緒相勝療法

・**思勝恐：**有些病人對此病充滿恐懼心理，常常惶惶不安、

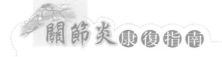

提心吊膽、意志不堅定、噩夢纏繞，讓其對有關事物進行思考，分散其注意力，促使其疼痛緩解，而不至於整日為此病恐懼，從而驚平恐消，氣血調和，促進損傷早日康復。

‧**喜勝憂**：膝關節骨性關節炎病人病程長，恢復慢，易短氣食少，憂鬱悲憂，常以詼諧的語言、輕鬆的神情、愉悅的微笑待之，則使病人陰陽調和，氣血通達，精神愉快。

治療者要在正常情況下製造一種氛圍，使病人被壓抑的情感得到充分的宣洩。這是情緒相勝療法運用的關鍵。

2. 開導勸慰法

開導勸慰法是針對那些對疾病的認識不清楚，而導致異常的心理和行為的病人，所採取的一種解說開導的方法。透過交談，用淺顯易懂的道理教育病人，解釋病情，使病人發洩心中的痛苦，指導其正確認識膝關節骨性關節炎，了解這個病的起因、症狀、過程和結果，了解它的治療方法和康復措施，了解自己所能做的努力，以消除對膝關節骨性關節炎的認識的盲點，解除消極心理狀態。

早在《內經》就提倡：「告之以其敗、語之以其善、導之以其所便、開之以其所苦。」意思是：指出不良行為的危害（如不拄拐、吸菸酗酒、拒絕吃藥等），引起病人對行為與疾病關係的重視；只要克服不良的行為，健康就可以恢復；告訴病人如何調養，幫助其制訂治療、康復的具體措施（解釋「4+X」療法、阻抗運動、體位鍛鍊）；讓病人表達和釋放內心的苦悶和壓抑（醫護人員對待病人應該像對待親人一樣，不分長幼、男女、貧富，都應該一視同仁，語言親切，態度和藹），解除內心的消極情緒。以上幫助病人糾正不良行為和改變認知的四個方面不可分

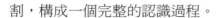

割，構成一個完整的認識過程。

3. 順志從欲法

指順從病人某些意願，滿足其一定的身心需求，以改善其不良的情感狀態，糾正身心異常的一類方法。病人喜好之物、急需之物、欲得未得之物、一生未見之物、嚮往鍾愛之人、平素常樂為之事，皆可當藥。

舉例：膝關節骨性關節炎病人其嗜好是喝酒，治療時可以採用適量服用藥酒的方法，既滿足酒癮，又不耽誤治療；病人有看報、看球賽、聽收音機的習慣，盡量提供以滿足他的需求；專家醫生多巡查病房，為病所苦的病人會感到被重視，尤其是併有疼痛、飲食不佳、睡眠不好、情緒緊張的病人，除了給予必要的藥物治療外，還應該多與病人互動，了解其所需所憂，及時排憂解難，消除緊張氣氛，給予病人信心和力量。

順志從欲法是有底線的，要看是否合情合理，適度適量，是否可行，對於那些癡心妄想的欲念應給予合理勸說和引導。

4. 修身養性法

解決心身疾患，調暢情緒固然重要，但修身養性尤不可少，後者為求本之治。中醫講：「恬淡虛無，真氣從之，精神內守，病從安來。是以志閒而少欲，心安而不懼，形勞而不倦，氣從以順，各從其欲，皆得所願。」「法於陰陽，和於術數，飲食有節，起居有常，不妄作勞，故形與神俱。」這段話意思是說，五臟六腑的良好生理功能及道德修養，是與情緒密切相關的。培養病人情趣，陶冶情操又能夠改善身心功能，促進健康。病房裡做到「飲食有節，起居有常，不妄作勞」；可以藉由一些小活動，活躍一下氣氛，改變單調枯燥的生活方式；引導病人保持心理平

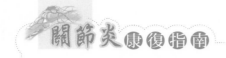

衡，恬淡虛無，適應周圍環境。

5. 音樂療法

　　從現代音樂治療觀點看，音樂治療的效應取決於音樂的音訊、音量、節奏、聲色和音程等音樂成分，和樂思對人生理和心理的影響。緩慢的音樂音訊振動具有鬆弛神經與肌肉的作用；柔和的力道使人感到親切友好和溫馨平靜的感覺。值得注意的是，音樂的治療效果主要取決於欣賞者把自己融入到作品意境和樂思之中的程度，所以欣賞者唯一要做的就是盡量排除一切雜念，集中精神傾聽音樂。醫者創造優美的環境、舒適的病房、高雅的藝術氣氛，讓患者欣賞輕音樂，使之心神安定，則氣血暢和，利於損傷修復。

（四）情緒的自我調節方法

　　情緒調節對身心健康有重要意義。良好的調節能促進身心健康，不良的調節或情緒失調會破壞身心健康。經久的焦慮、煩惱、憂愁等不愉快情緒的高度緊張，會使肌肉緊張而導致骨關節肌肉發生所謂的風濕痛或軟組織無菌性炎症，個體容易產生情緒失調，而處於痛苦、憂慮和無聊的狀態，難以與他人維持滿意的人際關係。相反地，良好的調節有助於維持良好的心理狀態，獲得愉快的情緒，愉快的情緒則使人氣色潤澤，神采飛揚，感覺充實、安寧和完整。調節方法有：分散注意力、壓力預防訓練、心理諮詢、參加愉快的活動、發展新技能與新知識、讀小說、看電影等。

　　下面有幾種方法可供參考。

1. 催眠法自我放鬆

催眠是一種透過誘導使人進入特殊意識狀態的技術，通常是被催眠者按照催眠師的暗示縮小意識範圍，重現過去發生的情節，然後根據暗示調整腦中的畫面，轉換新的情緒體驗。其實可以將催眠看成一個想像的過程，只不過這種想像是定向的。

試一試下面這種簡單的自我放鬆方法，使你可以透過想像來催眠。經過多次練習後，你會發現這種放鬆比蜷縮打盹更有效。

（1）找一個最舒適的姿勢坐著或躺著。

（2）集中注意力，讓你自己進入如下的想像，或者唸出聲來讓自己聽到：

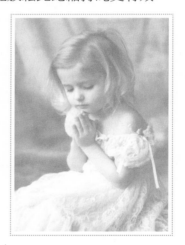

「我正在休假。」

「那是我一直想去的地方。」

「空氣非常的清新……」

「我慢慢地向前走，感到非常的舒服……」

「每一個毛孔都在呼吸……」

「很舒服，全身都非常的輕鬆……」

（3）感受身體回歸自然放鬆的狀態，根據需要多次重複。

2. 呼吸法自我放鬆

現代流行的各種養生方法，如瑜伽、太極、冥想以及單純的自我催眠，第一步都必須調整呼吸。

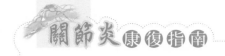
　　試一試自我放鬆的呼吸方法：吸氣時將氣吸滿胸腔，腹部收緊；將胸腔的氣下沉至丹田，略微靜止幾秒，順勢吐氣；吐氣時胸部收回，腹部放鬆。這種呼吸方式可以在短時間內補充身體能量，讓人有煥然一新的感覺。練習時流暢自然，以舒適為主。

3. 積極的語言暗示

　　要想擁有充滿活力的人生，就要建構積極的語言對話模式，不斷給自己積極的暗示與引導。要注意的是給自己以明確的語言，不管在程度上、規模上、時間限制上都需要一個明確的語言，用積極的暗示引導自己的注意力和思想集中在事物的積極面，利用潛意識調節心態、緩解壓力，以及增強對外界的應激性。如此一來，潛意識就能夠非常明確的指揮行動完成這個單一目標，掌控自己的人生。

　　舉例參考：

對話例句	解析與改變
我希望我能很快樂。	解析：缺乏力度，希望程度有多大呢？ 改變：我一會很快樂的。
我不可能擺脫憂傷。	解析：太過絕對，為什麼不能呢？ 改變：我怎樣才能擺脫憂傷？
我有很多事要忙。	解析：內容模糊，很多是多少？什麼事？ 改變：我有三件事要處理，分別是……
我是一個廢人啦！	解析：太過絕對，為什麼廢了呢？ 改變：我還可以做什麼？
那真是一件痛苦的事情。	解析：過去的事不會影響到現在和未來。 改變：那件令我痛苦的事已經結束啦！
我不能走路	解析：現在的事不會影響到未來。 改變：現在我不能正常地走路。
我要擁有一百萬	解析：對於未來的目標要有時間限制。 改變：我在30歲時一定要擁有100萬。

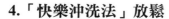

4.「快樂沖洗法」放鬆

　　生活中有這樣的現象：小孩可以轉眼就破涕為笑，而成年人則一旦陷入悲傷、痛苦的情緒，就很難在短時間內釋懷。每個人的內心都像一座巨大的倉庫，存放著各種各樣的情緒，而感覺則像是一個小小的玻璃杯，只能存放某一種或幾種有感覺的情緒。如果讓快樂的情緒增加，那麼痛苦的體驗自然就減少。同理，我們可以透過增加受助者快樂的體驗之方式來減輕痛苦，正如沐浴時熱水沖過身體，寒冷就被溫暖取代一樣，我們稱其為快樂沖洗法。它是讓受助者抓住當下每一個快樂，增加快樂，沖淡痛苦，獲得最終的快樂，在整個過程中快樂的體驗將佔大部分。

　　怎樣增加快樂的體驗呢？最關鍵的一點是重複快樂的語言。大腦內快樂的語言建立感受快樂的神經迴路，多次的快樂語言刺激，潛意識的感受就越強烈。所以多用積極快樂的語言進行日常交流，才會產生快樂的感受。如：

　　「我很快樂！」

　　「我很幸運！」

　　「又進步了！」

　　「他對我很好！」

　　「感覺不錯！」

　　「今天好高興！」

　　「味道真好！」

　　「空氣好新鮮！」⋯⋯

　　重複多了就成了習慣：天天體驗的是快樂。24小時的快樂加起來就是1天的快樂，360天的快樂加起來就是1年的快樂，每一年的快樂加起來就是一生的快樂！

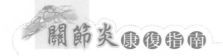

三、膝關節骨性關節炎的飲食護理

膝關節骨性關節炎飲食的護理是指對於膝關節骨性關節炎的治療，除了要進行必要的保守治療與手術治療外，平時應注意對病人的飲食營養和飲食搭配進行安排，這樣對本病也能產生重要的輔助治療作用。在骨的修復過程中，必須及時補充各種營養素，供給適當膳食。原則上給予高鈣、高蛋白、高維生素飲食，科學合理搭配。

（一）飲食調養原則

膝關節骨性關節炎病人所遵循的飲食原則有以下幾項。

1. 均衡飲食

營養搭配飲食的種類繁多，所含的成分不盡相同。只有做到各種食物合理搭配，才能使人體得到各種不同的營養素，滿足生理需求。不可偏食、厭食，否則會影響營養物質的攝取，導致營養不良，抵抗力下降，影響疾病康復。

2. 四氣宜忌，五味調和

食物的四氣又稱四性，即寒性、涼性、溫性和寒性，連同不寒不熱的平性，又稱五性，了解食物的四性，就能擁有良好的飲食，掌握飲食忌宜。一般的原則是寒者熱之、熱者寒之，對於熱偏盛或陽性症狀者，宜食寒性食物，對於寒偏盛或陰性症狀者，宜食熱性食物。五味是指飲食的辛、甘、酸、苦、鹹五味，實際上還有淡、澀味，習慣上把淡味附於甘味，澀味附於鹹味。辛能行氣活血通脈、祛寒止痛；甘能補益強壯，但過食則易發胖，是

很多心血管疾病如動脈粥狀硬化的誘因，過食對股骨頭的血液循環與供血皆不利；酸味有收斂、固澀作用，斂汗止泄，健脾開胃，提高鈣、磷的吸收；苦能清瀉燥濕，適於熱證、濕證病人服用；鹹能軟堅散結，凡痞塊、便祕者宜食之。

3. 飲食有節，飲食有方

進食宜定時定量，饑飽適中。一般早上吃好，中午吃飽，晚上吃少為宜。禁止過量菸酒，禁止暴飲暴食，忌用咖啡、羊肉，避免過膩、過鹹、有刺激性的食物；寧慢勿快，寧熱勿冷；烹調魚、蝦、蟹等寒性食物，宜加薑、蔥、酒類等溫性調味品，火鍋中宜加冬瓜、蘿蔔、皮蛋等寒性食物。

（二）主、副飲食均衡搭配

從飲食上均衡配餐有助於膝關節骨性關節炎的治療，營養學家的建議如下。

1. 主食

應以麵、米、雜糧為主，做到種類多樣，粗細搭配。

2. 副食

應多吃清淡、高鈣、含豐富維生素的食物，如牛奶、乳製品、骨頭湯、山藥、豬肝、黃魚、蝦米、豆類、玉米、海藻類、蛋類、蘑菇、淡菜、枸杞、綠茶及洗淨後的綠色蔬菜、水果等，樣式應多，不宜偏食。

早期飲食宜清淡；久病體虛，遷延不癒時，宜適當增加滋補食品，多食補腎健骨之品。本病屬中醫「痹證」範疇，在食療方面，治宜祛風散寒、舒筋通絡、強筋止痛為主。

主糧選擇小麥、大麥、糯米、白米、黃豆等。本類食物中含

有大量澱粉、多種維生素（以維生素B群為主）以及鈣、磷等成分。其中黃豆還含有豐富的優質蛋白質、大量不飽和脂肪酸等營養成分。此類食物擅長補脾益氣，長期食用可養脾胃，生氣血，滋補先天之本。另外還可選用：芝麻、胡桃、粟米、小米、黑豆等，它們的營養成分與上述食物相近，主要功能是滋補腎氣，從而產生強筋健骨的作用。

肉食選擇雞肉、鵪鶉肉、鴿肉、斑鳩肉、麻雀肉、牛肉、泥鰍、墨魚、海參、河蝦、海蝦等。此類食物中富含優質蛋白質、脂肪、鈣、磷、鐵、鎂、鉀、鈉、維生素A、維生素B群、維生素C、維生素E、煙酸等成分，均能補益精氣，極適合骨性關節炎病人服用。

蔬菜選擇韭菜、平菇、蘑菇、猴頭菇。此幾種食物含有揮發油、硫化物、蛋白質、脂肪、糖類、胡蘿蔔素、維生素B群、維生素C、纖維素、鈣、磷、鐵等成分，都有補腎助陽的功效，適於膝關節痠痛等症狀。

水果選擇無花果、棗、龍眼肉、枸杞、荔枝、葡萄、桑葚等。此幾種水果多數含有糖類、蛋白質、脂肪、有機酸、胡蘿蔔素、維生素B群、維生素C、鈣、磷、鐵等成分。其性味均偏甘溫，有養血補腎的功效。

（三）補鈣的四個要點

膝關節骨性關節炎病人都會伴有骨的礦物質含量，即鈣質含量的變化。所以每日給予充足的鈣質，可以彌補骨骼中礦物質成分的流失。

補鈣要注意四個要點：

1. 高鈣飲食

專家研究推薦成人攝鈣量為每日800毫克，50歲以上的女性和60歲以上的男性每日鈣質攝入量不應少於1200毫克，我們正常人每天吃500克主食，每500克米含鈣量為35～280毫克，所以有必要在副食中增加鈣質的攝入量。所以多吃含鈣量高的豆製品、乳製品，對促進股骨頭新骨生成實有必要。

2. 必須提供適量的蛋白質

膠原蛋白是形成骨基質支架的結構物質，是組成骨基質的原料，而鈣鹽就是沉積在骨基質支架中。蛋白質可以增加鈣的沉積和儲存，這對骨的再生修復十分必要。

3. 促進鈣的吸收

僅僅食物中有鈣是不夠的，只有當它進入血液直至積存到骨內才有價值，所以應設法促進鈣的吸收。方法有：（1）改進烹調方式，提高鈣的吸收率。如糖醋排骨，這一道菜可以提供人體超過一天所需的鈣量。（2）菠菜、莧菜含較多草酸，將它們在沸水中汆燙一下再烹調，可以釋放出更多游離鈣磷質。（3）適當補充維生素D，陽光可以促進維生素D的合成。（4）維生素C對膠原合成有利，多食用含有維生素C的水果蔬菜，能促進鈣吸收，對骨基質形成有利。

4. 防止鈣流失

限制過度飲酒，過量飲酒可影響鈣的吸收，所以飲酒應限量適度。同時要注意保持鍛鍊和活動，長期臥床不動會導致機體廢用性肌肉萎縮，並使鈣質大量流失。

（四）常見幾種最佳食物

1. 豆製品

　　黃豆含鈣量特高，每500克嫩豆腐含鈣量為885毫克（大於成人攝鈣量，每日800毫克），普通豆腐含鈣量在1085～1385毫克之間，豆腐乾或豆腐皮含鈣量達2060～4930毫克，有吃豆腐的習慣，鈣的攝入量就足夠了。很多吃素食的人的骨骼堅硬，除了他們習慣運動之外，還因為他們的素食中豆製品的分量居多。

2. 乳製品

　　在日常食物中，含鈣量最豐富的是乳製品，如牛奶、優酪乳、霜淇淋等。它們不僅多含鈣質，還含有另一種人體所需的重要礦物質——磷。在這些乳製品中的鈣、磷比值比較適中，可使鈣、磷等物質充分吸收。牛奶中還含有蛋白質、乳糖等物質。如果每天喝2杯牛奶（約480CC）就足以達到成人的鈣需求量。由於老年人本來鈣質就流失很多，所以鈣需求量更大。為了有效地吸收乳製品中的鈣、磷成分，應該每天在食用乳製品的同時，經常「曬太陽」，保持每日「曬太陽」1小時左右，因「曬太陽」可以在皮膚及機體內合成維生素D，這樣會收到更好的效果。牛奶在加熱時需不斷攪拌，防止磷酸鈣沉積下來，造成鈣、磷的流失；牛奶與含有植酸、草酸及食物纖維的食物同時食入時，會降低鈣的吸收，故牛奶不宜與菠菜同食，也不可與濃茶一起喝。為了進一步增加牛奶中鈣、磷的吸收，可在牛奶中加入維生素A、維生素D成為「配方奶」。或在普通牛奶中加

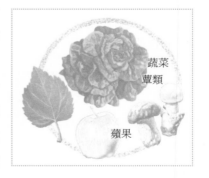

蔬菜蕈類

蘋果

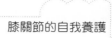
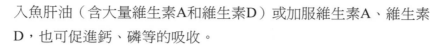

入魚肝油（含大量維生素A和維生素D）或加服維生素A、維生素D，也可促進鈣、磷等的吸收。

3. 骨頭湯

動物骨頭湯是一種含較多鈣質的食物。而且在骨頭湯中還含有脂肪酸以及蛋白質，其中脂肪酸包括飽和脂肪酸和不飽和脂肪酸。蛋白質、脂類、鈣等物質都是骨骼形成時的重要物質，因此，多喝骨頭湯對治療膝關節骨性關節炎也有一定的幫助。但骨頭湯中的鈣離子較少，鈣的濃度較低，故在煮湯時，先將骨頭砸裂，可增加礦物質和蛋白質的溶出率。

4. 海產品

魚、蝦等含有較多的鈣、磷，而且鈣、磷比例合理，是鈣、磷的優質來源，所以多食海鮮類食物，對膝關節骨性關節炎的病人大有好處。食用魚、蝦時，選擇合適的烹調方法，蝦米同食，因為這些成分含鈣量更高。

（五）推薦幾道好湯

1. 牛筋湯

牛蹄筋100克，當歸、丹參、香菇、火腿各15克，生薑、蔥白、紹興酒、鹽適量。牛筋先沸水燉，後加其餘配料蒸熟，佐餐食用。有活血補血、舒筋活絡之功。

2. 豬蹄冬青飲

豬蹄一隻，毛冬青100克，加水3000CC以小火煎煮，取汁1000CC，分5次熱飲，每日2次。豬蹄也可以食用，有活血通絡、強筋壯骨之功。

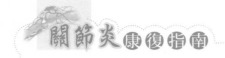
3. 桃核補腎湯

核桃仁和白米各30克,蓮子(去心)、山藥、黑眉豆(先泡)各15克,巴戟天和鎖陽(均布包)10克,同入鍋中,加水煮至米爛粥成。有補腎壯陽、健脾益氣的功效。

4. 紅杞田七雞

肥母雞一隻,枸杞15克,三七10克,精瘦肉100克,小白菜心250克,麵粉150克,黃酒、蔥白各30克,薑、胡椒粉、鹽適量。先宰殺母雞,將其淨毛、去內臟及爪並沖洗乾淨,枸杞洗淨,三七分兩份,一份研末,一份用蒸籠蒸軟後切薄片。豬肉斬成碎末,小白菜心洗淨,用沸水燙後斬碎,麵粉用水調和,揉成包餃子的麵糰,蔥成段,薑切片、搗汁。將雞先放入沸水鍋中汆燙一下即撈出,以涼水沖洗後,瀝乾水分,然後把枸杞、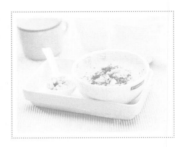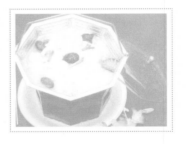三七、薑片、蔥塞入雞腹,把雞放入瓷碗內;放清湯、黃酒加胡椒,再把三七粉撒在雞脯上,用濕棉紙封嚴碗口,用大火蒸約2小時,將豬肉、小白菜心及配料為餡包成20個餃子,雞熟時,入沸水,放入餃子,下鍋煮熟。佐食用。有補肝益腎、散瘀活血定痛之功。

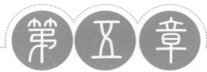

第五章

膝關節相關
疾病

　　膝關節作為人體最大、最複雜的關節，其在承載我們的體重及運動的同時，除會產生膝關節骨性關節炎外，也產生了其他的一些相關疾病。

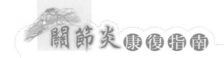

一、髕骨不穩定

　　髕骨的穩定性依靠髕骨股骨髁的幾何形狀，周圍關節囊、韌帶及髕韌帶的靜力性平衡和股四頭肌內外側力量的動力性平衡，當外傷、先天性或後天性疾病使平衡受到破壞時，髕骨可偏離正常位置，發生脫位或半脫位，或傾斜。臨床上以外側移位最常見，而且常易復發，稱為復發性脫位（半脫位）或活動髕骨。

　　【臨床表現】復發性髕骨脫位和半脫位兩者症狀相似，主要表現為髕骨周圍鈍痛，凡做增加髕股關節壓力的活動，如上、下樓梯和下蹲時都會使疼痛加劇。病人多有膝關節不穩定的各種感覺，如乏力、支撐不住「打軟腿」、突然活動不靈，有的甚至摔倒。

　　檢查時可發現髕骨內外側滑動試驗陽性。

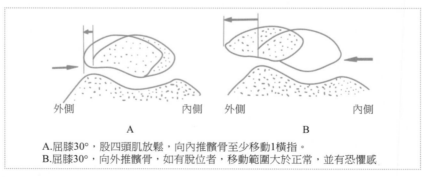

A.屈膝30°，股四頭肌放鬆，向內推髕骨至少移動1橫指。
B.屈膝30°，向外推髕骨，如有脫位者，移動範圍大於正常，並有恐懼感

▲ 髕骨內外側滑動

　　【檢查】X光片對診斷有很大價值，可以顯示髕骨形態和位

置是否正常，常規應拍膝關節正側位及髕骨軸位X光片。正常人正位片髕骨位於股骨髁中央，其下極位於膝關節線，在側位片可測量髕骨的高度。

【治療】

1. 非手術治療

復發性半脫位或脫位非手術治療效果難以令人滿意，對病情較輕、拒絕手術或有禁忌證者，可試行股四頭肌練習、限制增加髕股關節負荷的活動、繃帶包紮或護膝保護等。骨關節炎症狀嚴重者，適當應用非甾體類消炎止痛藥物。

2. 手術治療

經非手術治療無效，症狀和體徵較嚴重者，應採取手術治療。

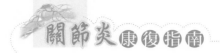

二、髕軟骨軟化症

髕軟骨軟化症（chondromalacia patella），又稱髕骨軟骨病，是指髕骨軟骨的軟化和進行性破裂。一般認為髕骨外傷、髕骨不穩定等為致病因素（稱為繼發性髕軟骨軟化症），但很多病例找不到明確病因，為原發性髕軟骨軟化。

【臨床表現及診斷】本病女性多見，起病漸緩。患者多有膝關節半蹲發力過勞史，或一次撞擊史。主要症狀早期僅為膝軟，上下樓無力，之後是髕骨深面間歇性疼痛，屈膝久坐或做下跪、下蹲等動作時加重，膝關節發軟及不穩，尤其在上下樓梯及關節開始活動時明顯，最後走跳也痛。常見體徵有：病程長者股四頭肌萎縮，有的出現積液。

特異性體徵有：①髕骨壓痛。②髕骨周圍指壓痛陽性。③抗阻力伸膝痛。④單足半蹲位試驗陽性。⑤髕骨關節面不平感。⑥伴有滑囊脂肪墊炎的病人，有膝過伸痛。

X光片檢查，早期多無變化，晚期可見關節面骨質硬化，脫鈣囊性變，關節面邊緣骨增生。膝關節鏡是很有價值的診斷方式，不僅能發現病變，還可明確病灶的廣度和深度。

【治療】早期症狀輕的病人，一般先採用非手術療法，主要是避免能引起疼痛的各種活動，如劇烈運動、過度屈膝、下跪和下蹲等，確診為髕軟骨軟化者，可考慮手術治療。

三、半月板損傷

　　半月板損傷（tears of menisci, diseases of menisci）是膝部最常見的損傷之一，多見於青壯年，男性多於女性。國外報導內、外側半月板損傷之比為4:1～5:1，而國內報導相反，其比例為1:2.5。

　　【損傷機制】半月板承受膝關節的部分應力，具有一定的移動性，隨著膝關節的運動而改變其位置與形態。最易受損傷的姿勢是膝關節由屈曲位向伸直位運動，同時伴旋轉。膝關節在半屈曲位時，關節周圍的肌肉和韌帶都較鬆弛，關節不穩定，可發生內收外展和旋轉活動，容易造成半月板損傷。除外力之外，半月板自身的改變也是破裂的重要原因，如半月板囊腫形成，或原先就有半月板疾病存在，半月板損傷可發生在外側、內側或內外兩側。我國外側半月板損傷多見，與歐美不同，這可能與國人外側盤狀軟骨多發有關。

　　【臨床表現】半月板損傷多見於青壯年、運動員和礦工。詳細了解病史與認真的臨床檢查，對半月板損傷的診斷有同等重要意義。

1. 症狀

　　半數以上的病例有膝關節「扭傷」史，併有膝關節腫脹、疼痛和功能障礙。疼痛是常見的表現，通常局限於半月板損傷側，個別外側半月板撕裂可伴內側疼痛，有的病人自覺關節內有響聲

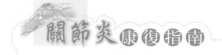

和撕裂感，膝關節不能完全伸直。膝部疼痛廣泛的病人，多與積液或關節積血使滑膜膨脹有關，這種疼痛可逐漸減輕，但不能完全消失。

腫脹見於絕大多數病人，損傷初期腫脹嚴重，隨時間的推移，腫脹逐漸消退，以後發作腫脹減輕。即使沒有積液和沒有腫脹史，也應慎重考慮診斷半月板損傷。有的病人，由於半月板被嵌夾住和突然疼痛，引起股四頭肌反射性抑制，發生膝關節鬆動或膝軟。病人在走平路或下樓梯時，膝關節屈曲位負荷增加時，半月板後角易被夾住，常出現彈撥發作。「交鎖」現象僅見於部分病人，乃因半月板部分撕裂所致，常常是撕裂的桶柄部分夾在股骨髁前，膝關節突然不能伸直，但常可屈曲，自行或經他人協助將患肢膝部旋轉搖擺後，突然彈響或彈跳，然後恢復，即「解鎖」。

久病者患肢肌肉，特別是股四頭肌逐漸萎縮。半月板瓣可被捲入股骨髁的側溝內，具有游離體的一些性質。多數病人走路時有關節不穩定或滑落感，尤其在上下樓梯或行走於高低不平的路面上時，但這並非為半月板損傷獨有的症狀。

2. 體徵

腫脹、壓痛和股四頭肌萎縮是常見的現象。腫脹多半由於積液，並局限在滑膜腔內呈特有的表現。壓痛可局限在外側或內側關節縫隙或膝眼部，與半月板損傷部位有關。股四頭肌萎縮係由於疼痛限制膝部活動。

（1）麥氏試驗（Mc Murray's test）：又稱旋轉擠壓試驗，是檢查半月板有無損傷最常用的方法，一般認為如檢查過程中將膝關節充分屈曲，外展外旋小腿或內收內旋小腿，出現疼痛、彈

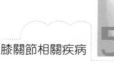

動感或咔嗒聲，分別提示外側和內側半月板有損傷的可能，若發生在膝近全屈位為後角損傷，發生在接近伸直位為前角損傷。

（2）被動過伸和過屈痛。

（3）阿普萊（Apley）試驗。

（4）側方擠壓試驗。

【輔助檢查】

1. X光片

對半月板損傷很少有實效性的意義。

2. 關節造影

是一種有價值的檢查方法，其價值與外科醫生的熟練程度有關。向關節內注入碘水作為陽性對比的造影方法，能較好地顯示半月板的病況。

3. MRI檢查

診斷價值已被公認，但由於費用較高，其應用還不普遍。

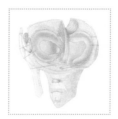

4. 膝關節鏡

自問世以來，已成為一種檢查膝關節某些疾病的有效方法，尤其是對半月板損傷有著較高的準確率，且能達到診治兼顧，從而使關節鏡檢查的適應證大大拓寬。

【診斷】

根據臨床表現，結合輔助檢查結果等診斷並不困難。

【治療】

1. 非手術治療

急性半月板損傷很少考慮手術，因有些半月板邊緣部撕裂，或斷裂通至邊緣者，常可自然癒合。經過一段時間休息後，症狀和體徵皆可消失，顯示已癒合或撕裂呈靜止狀態，應繼續限制活動，如在幾週內症狀仍明顯，則應進一步檢查，以便明確診斷。非手術治療的措施如下。

（1）解鎖：病人有交鎖時，應盡早進行手法解鎖，即利用輕度的外翻加旋轉活動膝關節，常能解鎖，如手法無效時，應用小重量的皮牽引或襪套牽引，當肌肉痙攣緩解、疼痛減退後，稍加活動患膝，多能自行解鎖。

（2）制動康復：對半月板邊緣撕裂者，應用長腿石膏或膝關節固定器固定伸膝位4～6週，當病人恢復對石膏（或固定器）內肢體的主動控制時，允許病人扶拐杖負重，多能治癒。在固定期間囑病人行股四頭肌鍛鍊，有助於病人康復，促進關節積液的吸收。

2. 手術治療

（1）適應證：經非手術治療無效，呈交鎖狀態或經常發生交鎖，反覆打軟腿，復發性積液，疼痛嚴重且診斷明確者。

（2）禁忌證：損傷嚴重的半月板經過較長歲月，其本身已變性，對關節軟骨造成較嚴重的磨損破壞，或關節有明顯的退化性改變，除非嚴重症狀確係半月板損傷所致，應慎用半月板切除術，否則將可能使症狀加重，如膝部皮膚有擦傷或體內有感染灶者，應延期手術。

（3）術前準備：術前對診斷有疑點者，應行關節鏡檢查，

根據鏡下所見和臨床表現擇定手術方案，是在關節鏡下進行，還是切開關節進行。對股四頭肌萎縮明顯的病人，術前囑其積極鍛鍊股四頭肌；膝部積液較多者，術前要減少膝關節活動，局部施行治療，待積液消退再手術。

（4）**手術選擇**：①半月板全切除術。②部分半月板切除術。③半月板修復術。

（5）**主要併發症**：①關節積液。②關節積血。③關節感染。④關節不穩和疼痛。⑤神經疼痛。

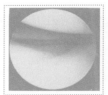

▲ 關節鏡下正常的
　關節　　　　　▲ 半月板損傷

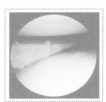 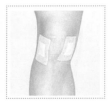

▲ 半月板損傷修復　▲ 膝關節鏡術後微
　　　　　　　　　　小瘢痕

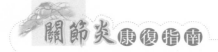
四、半月板囊腫

半月板囊腫是半月板內的囊性改變，多見於半月板邊緣，也可見於半月板內。好發於男性青壯年。半月板囊腫的主要症狀是慢性關節疼痛，有的像齒齦樣疼痛，活動時加重，有的夜間疼痛。多數病人在關節間隙能見到明顯的腫塊，一般伸膝時增大，屈膝則變小，甚至消失。囊腫存在和增大，損害了半月板的活動性，增加了半月板撕裂的機會，當囊腫伴有半月板撕裂的特徵時，可出現交鎖、摩擦音、打軟腿和彈響等典型的半月板撕裂症狀。

許多早期囊腫可反覆出現，其疼痛呈間斷性者，可予觀察，無特殊處理，如症狀轉為持續性則應手術切除囊腫。

五、盤狀軟骨

　　盤狀軟骨是指半月板的形態發生異常，不同地區或種族之間盤狀軟骨發病率差異很大，在歐美等國外報導中發病率很低，不到1%。但在韓國和日本則發生率很高，佔半月板手術數的26%～50%。男性多於女性，為2：1～7：1。發病多為青壯年，左右兩膝發病率相近，有不少雙側同時發病的例子，多見於外側，內側罕見。

　　盤狀軟骨的病因尚不清楚。

　　【**分型**】盤狀軟骨可有圓形、方形、盤形、腎形等不同的形狀，大致分為三型。

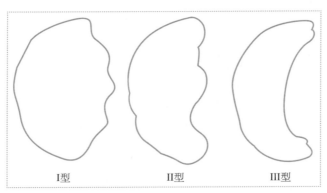

I型　　　　　II型　　　　　III型

▲ 盤狀軟骨的病理分型

　　【**臨床表現**】盤狀軟骨較正常半月板寬大而厚，表面不光滑，邊緣附著堅固，因而在關節內活動受限，在活動過程中各種應力的作用下，極易受傷，發生磨損、變性或撕裂，故臨床上約

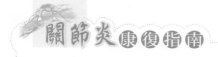
1/3的病人並無外傷史。盤狀軟骨不一定都有症狀，症狀的出現多見於青壯年，但兒童不罕見。

　　關節彈撥是膝關節盤狀軟骨的特異性體徵，出現率高達95%，對診斷具有決定性的意義，臥床屈伸膝關節可以出現清晰的響聲，伸膝比屈膝更為明顯。

【輔助檢查】

　　（1）膝關節X光片：可見患側間隙增寬，脛骨平台和股骨髁邊緣骨質增生，腓骨小頭位置比正常人稍高。關節造影的主要表現為肥厚而寬的盤狀軟骨陰影，延伸至髁間棘部。

　　（2）膝關節鏡檢查：可以看到盤狀軟骨，有時也能發現其表面的撕裂。

　　（3）CT檢查：可顯現盤狀軟骨的形態及受損傷情況，有助於不典型病例的確診。MRI可顯現關節結構的各層次。

　　【治療】對盤狀軟骨的診斷確定後，唯一可靠的治療方法是早期手術，施行盤狀軟骨全切除或部分切除，以解除關節活動障礙，預防和減少創傷性關節炎的發生，手術可透過切開關節或在關節鏡下進行，手術步驟及術前術後的處理與半月板切除基本相同。

六、膝關節強硬

膝關節強硬是多種原因所致的膝關節功能障礙，由於膝關節可能強硬於屈曲或屈曲外旋和外翻位，或處於完全伸直位，故又分為屈曲性強硬和伸直性強硬。

（一）膝關節屈曲性強硬

膝部外傷、炎症、脊髓灰質炎後遺症、截癱、類風濕性關節炎、膝關節結核、伸屈膝肌力不平衡或長期臥床的病人是造成膝屈曲性強硬的常見原因。

膝關節屈曲性強硬表現為膝關節屈曲畸形及伸直功能障礙。周圍組織硬韌、無彈性，髕骨活動度變小，皮膚攣縮。

對膝關節屈曲性畸形症狀較輕和持續時期較短者，透過牽引、矯形夾板或設計的支架可逐漸矯正，經過體育功能鍛鍊及推拿按摩，多效果良好。非手術治療效果不好，或病期長且膝關節屈曲嚴重的病人，應考慮手術治療，根據病情選用前交叉韌帶切斷術、鬆解膝後的攣縮結構或截骨術。

（二）伸直性膝關節強硬

伸直性膝關節強硬，多數病人由於股骨骨折後或者股骨前面廣泛的軟組織損傷，股四頭肌的裝置部分或全部瘢痕形成或纖維變性所致。

對伸直性膝關節強硬的病人，應針對不同病因及功能障礙時間和程度採用不同的措施：①黏連不超過3個月，不重者，採用理療及推拿按摩，多能治癒。②黏連在3個月～半年間者在麻醉下輕手法推拿。③病程在半年以上、較嚴重者可施行手術鬆解、

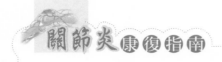

關節鏡下鬆解、切開黏連鬆解術、股四頭肌成形術等。鬆解術後膝關節屈曲應達120°上，術後做屈伸功能練習，以保持較好的活動範圍，防止再黏連。

七、膝關節內游離體

　　膝關節內游離體較多見，主要來源於剝脫性骨軟骨炎、滑膜骨軟骨瘤病、骨贅、關節面骨折、損傷的半月板。游離體可為纖維蛋白性、纖維性或骨軟骨性。纖維蛋白性游離體可繼發於關節內出血，血凝塊極化構成。纖維性游離體常為自身脫落的肥大滑膜絨毛。軟骨性游離體主要來自創傷或各種病理情況，如滑膜骨軟骨瘤病、剝脫性骨軟骨炎、神經性關節炎等。

　　各種關節內游離體的臨床表現相同，主要為：①活動時突然出現膝關節劇痛，有時病人可跌倒。膝關節可突然鎖住，不能伸展和屈曲。②關節腫脹，常在發作之後，早期為積液，日久產生慢性滑膜炎。③病人常能發現時隱的關節炎。X光片可顯示骨軟

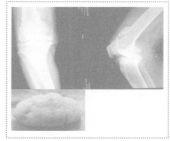

▲ 膝關節內游離體摘除

骨性游離體，而不能顯示其他性質的游離體。關節造影及關節鏡檢查，多能明確診斷。

　　治療主要是摘除關節內游離體，可切開關節施行，也可在關節鏡下取出。對待關節面的骨軟骨碎片盡可能復位固定。

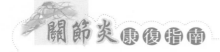

八、滑膜皺襞綜合症

滑膜皺襞是滑膜退化的殘留物，出現的部位有：①骸上皺襞。②髕下皺襞。③髕內側皺襞，此型受擠壓，產生滑膜皺襞綜合症。

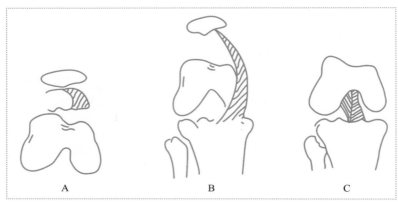

A   B   C

▲ 滑膜皺襞綜合症的類型

【臨床表現】大多數滑膜皺襞不產生症狀，少數可能表現出髕內側疼痛、打軟腿、假性交鎖及關節內彈響，可有股四頭肌萎縮，下蹲和上下樓梯時較劇烈，關節活動常引起低沉的彈響聲。體徵是股骨內髁前方常有壓痛，有時可觸及痛性條索或滑膜皺襞跳越股骨內髁和一閃而過的髕骨抖動，有髕骨摩擦感。屈膝時疼痛弧為20°～60°。

【輔助檢查】

（1）X光片：常無陽性發現。關節腔空氣造影，可見滑膜皺

襞。

（2）**關節鏡檢查**：鏡下可見滑膜皺襞增厚、顏色蒼白、彈性較差的改變。

【**治療原則**】早期病人可限制活動，股四頭肌等長收縮鍛鍊，使用消炎鎮痛藥物常能消除滑膜炎，潑尼松龍類藥物局部封閉，對部分病人有效。經長時間非手術治療無效者可行手術治療。在關節鏡觀察下，用電刨削除內側皺襞及外周受累的滑膜，亦可做膝前內側切口，切除髕內側嵌入的滑膜皺襞後，療效頗佳。

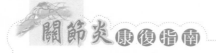

九、髕下脂肪墊肥大

髕韌帶後面有脂肪墊，當脂肪過多或股四頭肌失去張力，伸膝時脂肪墊可被擠壓在脛骨與股骨間，造成損傷。反覆損傷導致脂肪水腫、出血、肥厚。年齡大的人有膝關節退化現象，滑膜絨毛肥大，髕下脂肪墊增厚等症狀。

該病的主要症狀為膝關節活動時髕韌帶後方疼痛，位置相對固定。常見關節乏力、僵硬，亦可突然出現刺痛和關節痠軟感，反覆腫脹。行走時患膝保持屈曲位，不能完全伸直。急性期檢查時可見髕韌帶兩側脂肪墊部腫脹，並有壓痛，伸膝時疼痛加劇或有輕度關節積液。慢性病變，脂肪墊處增生肥厚、增高。觸之硬韌，壓痛輕微，膝伸直受限。股四頭肌常有不同程度的萎縮。

【治療原則】對症狀較輕的早期病例，試穿跟高的鞋，避免因膝關節伸直而擠壓脂肪墊，有助於減輕疼痛和消除腫脹，同時局部做碘離子透入、紅外線及超短波等理療、按摩，股四頭肌鍛鍊，多能長期緩解症狀。局部脂肪墊內注射潑尼松龍類藥物，消炎消腫效果明顯。

對非手術治療無效者，或已纖維化的慢性病變，症狀明顯者，切除肥大的脂肪墊，關節如有黏連要同時鬆解。

十、膝關節創傷性滑膜炎

膝關節的滑液囊形成一個封閉的囊腔。滑膜表層細胞分泌淡黃色黏稠滑液，對關節有滑潤、營養關節軟骨，關節活動時起散熱作用，滑膜血供豐富，易受傷出血形成創傷性滑膜炎。

（一）急性創傷性滑膜炎

【**臨床表現**】關節受傷後迅速腫脹，漸加重，膝關節周圍的肌肉呈保護性痙攣，伸屈受限，浮髕試驗陽性。關節局部溫度增高。全身可有低熱，應注意與骨折、韌帶及半月板損傷相鑑別。

【**治療原則**】膝關節受傷後滑膜即損傷出血，呈創傷性炎症，關節積液，滑膜水腫、充血。應及時抽出積血，以免繼發血腫機化黏連，滑膜增生肥厚，關節軟骨破壞等。

對單純急性創傷性滑膜炎，早期大量積血之前應冷敷、加壓包紮，用石膏托將膝關節固定伸直位2週。48小時後應用理療，很快治癒。對已有關節積液者，應在無菌操作下先抽出積液，再用生理食鹽水反覆沖淨關節內的積血，然後關節腔內注入醋酸潑尼松龍25毫克，加壓包紮、制動，可以口服阿司匹靈1克，每日3次，以保護軟骨。

（二）慢性創傷性滑膜炎

【**病因**】來自兩種情況：①急性創傷性滑膜炎治療不徹底遺留而來。②膝關節受多次反覆輕微創傷勞損累積而來。其主要的病理改變為滑膜充血、腫脹、肥厚或機化黏連，關節積液為深黃色的黏稠絮狀物，細胞計數在500個/立方公釐以下。

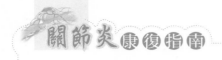

　　【診斷】關節經常腫脹、痰痛、活動受限。滑膜肥厚，浮髕試驗陽性，肥厚的滑膜觸之有摩擦音，有輕壓痛，病程長者可有關節韌帶鬆弛、關節軟骨軟化。

　　【治療原則】①症狀明顯時應限制活動量，症狀減輕後逐漸增加。②理療，如超短波、微波等。③中藥外敷。④醋酸潑尼松龍藥物關節內注射，每週1次，最多3次。⑤注意併發症的治療。

十一、膝外側疼痛綜合症

膝外側疼痛綜合症多見於長跑者，是由於膝關節反覆多次在一定範圍內伸屈，膝外側髂脛束前後活動與股骨外髁反覆摩擦，引起膝外側副韌帶上下的滑囊、膕肌腱及其周圍滑囊軟組織慢性創傷性炎症，主要症狀是膝外側疼痛，用力伸屈膝活動及上、下樓梯時為重，休息可緩解，可出現膝打軟現象。

【治療原則】①症狀明顯時減少或暫停長跑等劇烈活動。②潑尼松龍壓痛點封閉。③症狀嚴重或非手術治療無效時，施行手術切除滑囊和發炎的組織。

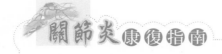

十二、痛風性關節炎

痛風（bout）是嘌呤代謝紊亂和（或）血尿酸升高引起的一組綜合症，臨床表現為關節的急慢性炎症、痛風石、泌尿系統結石及痛風性腎病。

反覆發作的急性痛風性關節炎（acute gouty arthritis）為大多數痛風病人的最初臨床表現。在發病患者中，95%為中老年男性病人。初次發作的平均年齡為40歲，本病是40歲以上男性中最常見的關節炎。急性期具有驟然發作和劇烈疼痛的特徵，多數病人的關節炎表現為發作與緩解交替。病程長者，發作期長而緩解期短，甚至有的病人遷延不癒，表現為慢性結石性痛風。女性病人佔5%，多數出現在停經之後，且多為多關節炎。

【發病機制】尿酸鈉在關節腔內形成微晶體沉澱，引起的非特異性關節炎症是個複雜過程，可能是多種因素綜合作用的結果。

1. 尿酸鈉微晶體的形成

血液或滑囊液中，尿酸鈉濃度達到飽和狀態，即出現結晶沉澱。故急性痛風性關節炎發作，與高尿酸血症程度呈正相關。然而，許多高尿酸血症病人，終生無急性關節炎發作。有些病人是在高尿酸血症持續多年後，才有痛風發生。相反地，少數急性痛風病人，血尿酸濃度卻顯著低於飽和狀態。還有一部分病人，在降尿酸治療後，誘發急性痛風，即所謂尿酸鹽遊走性發作。

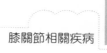
2. 白血球在發作過程中的作用

在尿酸鈉微晶體導致急性關節炎發作中，多形核白血球產生重要作用。

【誘發因素】

痛風的發作除與機體嘌呤代謝異常及高尿酸血症有關外，另外一些因素也可誘發痛風性關節炎發作。傳統上認為高嘌呤類膳食與痛風性關節炎有關，但近代研究表明素食病人痛風發病率高，因此膳食因素並非痛風的主要原因。目前認為痛風性關節炎的發作與下列因素有關。

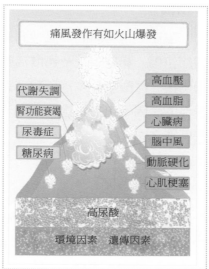

▲ 痛風的誘發因素

1. 乙醇

研究顯示，乙醇代謝能使血乳酸濃度增高，像其他有機酸一樣，乳酸可抑制腎小管分泌尿酸，並降低尿酸的排泄。乙醇還能促進腺嘌呤核苷轉化，使尿酸合成增加，常引起痛風性關節炎的急性發作。

2. 藥物

某些藥物可導致急性痛風性關節炎發作。如維生素B_1和維生素B_{12}，胰島素及青黴素等。臨床上使用的促尿酸排泄和抑制尿酸生成的藥物，在某些易感個體，由於血中尿酸指數的突然降低，

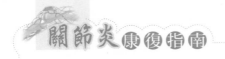

促使原有尿酸鹽結晶脫落，可導致關節炎加重或轉移性痛風的發作。由於心肺疾病而長期使用利尿劑，也可導致痛風的發作。

3. 創傷

臨床上常可見到痛風性關節炎的發作往往與病人長途步行、關節扭傷、穿鞋不適及過度活動等因素有關，這可能是局部組織損傷後，尿酸鹽的脫落所致。需要指出的是，痛風性關節炎急性發作的誘因不包括嚴重的外傷，這是與外傷性關節炎及骨折的重要區別之處。

【臨床表現】

1. 急性痛風性關節炎

典型的急性痛風性關節炎的特點是起病急驟，有時甚至呈爆發性，多在夜間發作，第一次發作通常在健康狀況良好的情況下突然出現關節腫脹和劇痛，在24～48小時達到高峰，受累關節及其周圍軟組織明顯發紅、發熱和腫脹，劇痛難忍，局部甚至不敢接觸被單，否則疼痛加重，以及關節活動受限。這一些特點可區別於其他種類的關節炎，具有很強的特徵性。病程初期85%～95%的病人僅累及單關節，這是典型的急性痛風性關節炎又一特點。部分病人發病前可有疲乏、周身不適及關節局部刺痛先兆。未經治療的急性痛風性關節炎，病程通常持續1週左右而自行緩解。緩解期關節局部不遺留任何不適，這也是本病的另一特徵。

2. 慢性痛風性關節炎

隨著急性發作次數的增多和病程的演進，尿酸鹽在關節內外和其他組織中的沉積逐步加重，受累關節逐漸增多，關節炎症也

逐漸演變為慢性，以致形成關節畸形。從最初發病至慢性關節炎形成平均為10年左右。也有少數病例，沒有急性發作，呈潛行慢性病變。由於尿酸鹽在關節及其周圍組織中沉積引起慢性炎症反應，受累關節呈非對稱性不規則腫脹和進行性強直、僵硬，以致受累關節持續性疼痛，廣泛破壞並有較大皮下結節形成，終致病變關節畸形而喪失功能。

3. 痛風結節

痛風結節又稱痛風石，是尿酸鹽沉積於組織所致。由於尿酸鹽不易通過血腦屏障，故除中樞神經系統外，幾乎在所有組織中均可形成痛風結節，但以關節軟骨及關節周圍組織多見。

體表痛風結節的好發部位是外耳，尤其以耳輪和對耳輪多見；其次為尺骨鷹嘴、膝關節囊和肌腱；少數見於指、掌、腳、眼瞼、鼻軟骨、角膜或鞏膜。

痛風結節的特徵：①突出皮表呈淡黃色或白色、圓形或橢圓形結節。②數目1～10餘個不等。③大者如雞蛋，小者只有米粒大小。④質地堅韌或較柔軟。⑤隨體積增大，表皮變薄或損傷而破潰，可流出白色尿酸鹽結晶。

【輔助檢查】

1. 血、尿常規和血沉

（1）血常規和血沉檢查：急性發作期，外周血白血球計數升高，通常為（10～20）×109/升，很少超過20×109/升。中性白血球相應升高。腎功能下降者，可有輕、中度貧血。血沉增快，通常小於60公釐/小時。

（2）尿常規檢查：病程早期一般無改變，累及腎臟者，可

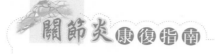

有蛋白尿、血尿、膿尿，偶見管型尿；併發腎結石者，可見明顯血尿，亦可見酸性尿石排出。

2. 血尿酸測定

急性發作期絕大多數病人血清尿酸含量升高。一般認為採用尿酸酶法測定，男性大於416 mol/L，女性大於357mol/L，具有診斷價值。若已用排尿酸藥或腎上腺皮質激素，則血清尿酸含量可以不高。緩解期間可以正常。有2%～3%病人呈典型痛風發作而血清尿酸含量小於上述情形。

3. 尿尿酸測定

在無嘌呤飲食及未服影響尿酸排泄藥物的情況下，正常男性成人24小時尿尿酸總量不超過3.54毫莫耳（600毫克/24小時）。原發性痛風病人90%尿尿酸排出小於3.54毫莫耳/24小時。故尿尿酸排泄正常，不能排除痛風，而尿尿酸大於750毫克/24小時，提示尿酸產生過多，尤其是非腎源性繼發性痛風，血尿酸升高，尿尿酸亦同時明顯升高。

4. 關節腔穿刺檢查

急性痛風性關節炎發作時，腫脹關節腔內會有積液，以注射針抽取滑液檢查，具有極其重要診斷意義。即使在無症狀期，亦可在許多關節找到尿酸鈉結晶。95%以上急性痛風性關節炎滑液中可發現尿酸鹽結晶。

5. 痛風結節內容物檢查

對痛風結節進行活檢或穿刺吸取其內容物，或從皮膚潰瘍處採取白堊狀黏稠物質塗片檢查，查到特異性尿酸鹽的陽性率極高。

6. X光片檢查

　　痛風性關節炎病人多在發病數年或數次發作後才出現骨關節病變，故在早期常無明顯的X光片改變。早期急性關節炎時僅表現為受累關節周圍軟組織腫脹。反覆發作時可在軟組織內出現不規則團塊狀緻密影，稱為痛風結節。在痛風結節內可有鈣化影，稱為痛風石。

　　【診斷】目前診斷急性痛風性關節炎多採用美國風濕病協會1977年制訂的標準。

1. 尿酸鹽結晶

　　滑囊液中查見特異性尿酸鹽結晶。

2. 痛風石經化學方法或偏振光顯微鏡檢查

　　證實含有尿酸鈉結晶。

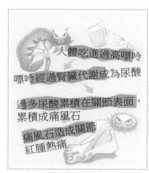

▲ 痛風的發生機制

3. 臨床、實驗室和X光片檢查徵象

　　在其12項中有6項相符者。

　　（1）一次以上的急性關節炎發作。

　　（2）炎症表現在一天內達到高峰。

　　（3）單關節炎發作。

　　（4）患病關節皮膚呈紅色。

　　（5）第一蹠趾關節疼痛或腫脹。

　　（6）單側發作累及第一蹠趾關節。

　　（7）單側發作累及跗骨關節。

　　（8）有可疑的痛風石。

（9）高尿酸血症。

（10）X光片顯示關節非對稱性腫脹。

（11）X光片顯示骨皮質下囊腫不伴骨質侵蝕。

（12）關節炎症發作期間，關節液微生物培養陰性。

總之，急性痛風根據典型臨床表現、實驗室檢查和治療反應，不難診斷。慢性痛風性關節炎的診斷，需要認真進行鑑別，並應盡可能取得尿酸鹽結晶作為依據。

【治療】痛風的治療方法是綜合性的，主要包括一般治療，急性痛風性關節炎發作期的治療、間歇期的治療，慢性關節炎期和痛風結節的治療以及痛風併發症的治療等方面。

（一）一般治療

（1）**低嘌呤飲食**：雖然外源性嘌呤不是痛風發病的主要原因，用低嘌呤飲食七天後也僅能使血尿酸值降低59.5～119微莫耳/升，但高嘌呤飲食常可使血尿酸暫時增加，可誘發關節炎急性發作。因此，控制含嘌呤高的食物，減少關節炎的急性發作次數仍然是必須的。

（2）**嚴格忌酒**：乙醇在體內產生乳酸，可降低尿酸的排出。啤酒也含有大量的嘌呤，有人統計在啤酒廠工作的人員，可能因啤酒飲用量較大而痛風的發病率也明顯上升。多飲水可增加尿量，促使尿酸排出。

（3）**多食鹼性食物**：如油菜、白菜、胡蘿蔔與瓜類等，此類黃綠色蔬菜呈鹼性，可使尿pH升高，促進尿液中尿酸溶解，增加尿酸排出量，防止形成尿酸性結石。

（4）**休息**：在痛風性關節炎急性期應注意休息，直至症狀

明顯緩解。一般來說，在間歇期應多活動及鍛鍊，以有利於減輕體重。

（5）**避免使用抑尿酸排泄的藥物**：如呋塞米、阿司匹靈、維生素B_1及維生素B_{12}等。

（6）**避免導致急性痛風性關節炎發作的因素**：如過度勞累、緊張、寒冷、穿鞋過緊、走路過多及關節損傷等。

（7）**積極治療與痛風相關疾病**：如高血脂、高血壓、冠心病及糖尿病，防止體重超重。

（二）中藥治療

中醫認為本病是由於血氣虛不能營養關節、腠理，瘀血滯留，風濕客於腎經或風濕痰飲流注，胖人多食肥甘，臟腑功能受損，三焦水道失於通調而發此病。治宜益氣祛風，健脾制水。方用防己黃耆湯。藥味為防己、黃耆、甘草、白朮。

（三）西藥治療

1. 急性期的治療

關節炎的急性發作期應盡早使用抗炎止痛藥，禁用降尿酸藥物及影響尿酸排泄的藥物，注意休息，多飲水，維持飲食治療。

（1）**臥床休息、抬高患肢**，疼痛緩解後方可活動。

（2）**抗炎止痛**：由於秋水仙素的毒性較大，而且非甾體類抗炎藥具有與其相同的療效，因而目前通常盡早給予非甾體類抗炎藥物，常用的藥物有舒林酸（如奇諾力）、萘丁美酮（如瑞力芬）、阿西美辛（如優妥）及雙氯芬酸（如扶他林、戴芬或迪克樂克）等都有較迅速的抗炎止痛作用而且不良反應較少。以上藥物只需選用一種，不應同時服用兩種或多種，否則療效不增加而

151

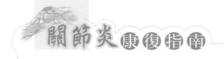

不良反應增加。通常抗炎止痛藥1～2天可收效，症狀消失停用，多數病人的療程不超過2週。

當關節炎反覆發作，症狀較重，及對上述藥物無效或產生不良反應時，可考慮使用腎上腺皮質激素，如潑尼松，症狀改善後及時減量或停用。一般認為短期應用皮質激素是安全的。

（3）秋水仙素：對於症狀較重或難治性病例，秋水仙素具有快速控制疼痛和消炎的作用。其作用機制可能為：①抑制多核白血球的趨化、增殖和吞噬尿酸鹽晶體。②抑制溶酶體和乳酸的釋放。③提高關節腔內pH值，減少尿酸鹽結晶析出。但它不能降低血尿酸，亦不增加尿酸排泄。

（4）降尿酸藥物：不僅沒有抗炎止痛治療急性關節炎的藥理作用，而且還會由於不正確的使用而使血尿酸下降，導致關節內痛風石表面溶解，形成不溶性結晶而加重炎症反應，因此在關節炎的急性期也禁用抑制尿酸排出的藥物。

2. 間歇期及慢性期治療

關節炎發作期過後，對於無痛風石、無泌尿系統結石和痛風性腎病的病人，不必做特別的藥物治療。但如有其中任何一種表現或有頻繁發作的關節炎則需要採用降尿酸治療。降低血尿酸水準的藥物有兩類：一類是促進尿酸排泄的藥物，另一類是抑制尿酸生成的藥物。

（1）促進尿酸排泄藥：此類藥物的共同作用機制是阻滯腎小管對尿酸的重吸收，增加尿酸的排泄，從而降低血尿酸水準。該類藥物主要有丙磺舒（probenecid，又稱羥苯磺胺 benemid）、苯溴馬隆（benezbromarone）和苯磺唑酮（sulfinpgrazone）。

（2）抑制尿酸生成藥：此類藥物目前僅有別嘌醇（allapurinol, ayloprin）。

（四）外科手術

對於痛風石巨大，如有穿破危險或壓迫鄰近組織（血管、神經、肌腱）、妨礙關節功能應考慮手術摘除。對已穿破皮膚並已形成寶道的痛風石可行刮除術。對於關節面嚴重破壞的關節，可行關節融合術或人工關節置換術。

痛風病人的手術一般在區域或全身麻醉下進行。術前3日及術後1週內每日口服秋水仙素，以防術後急性發作，同時應長時期應用丙磺舒降低血尿酸。

（五）理療

（1）**神燈**：患處每日照射1次，每次20～30分鐘。具有減少滲出作用。

（2）**中藥離子導入**：有強筋壯骨、活血散瘀的功效。

【預防】

（1）40歲以上的男性，宜多飲水、少飲酒、少食蛋白質及動物內臟、豆類等食品。

（2）防治高血壓、高血脂、動脈硬化、脈管炎、糖尿病、腎結石等各種器質性疾病等，避免發生痛風性關節炎。

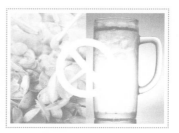

▲ 痛風飲食禁忌

（4）避免過勞、著涼、饑餓、精神刺激等。

（5）有痛風家族史者，應經常檢查血尿酸濃度。

（6）凡有可疑者，應用秋水仙素進行實驗性治療，以利早期發現，早期治療。

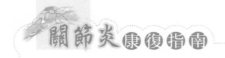

十三、風濕性關節炎

　　風濕性關節炎是一種慢性而又反覆急性發作的關節炎性疾病，主要表現為關節腫大、疼痛、屈伸不利等症狀。

　　中醫學在「歷節風」中歸納了與本病類似的臨床症狀。漢代張仲景提出，汗也出入水中，熱為濕邪、血虛風、風擾、風血壅搏等發病機制。隋代巢元方《諸病源候論・歷節風候》指出「風歷關節，與氣血相搏交攻，故疼痛。血氣管，則汗也。」宋代陳言在《三因極一病證方論・歷節論》認為本病是風寒相搏而成。明代張景嶽認為「歷節風」為行痺之病。

　　【病因病理】本病實際上是風濕病的一個症狀，而風濕病是一種常見的反覆發作的急性或慢性全身性膠原組織炎症，它以心臟和關節受累最為顯著。所謂風濕熱，是指風濕病的急性期或慢性期活動階段。臨床表現以心肌炎或關節炎為主，伴有發熱、毒血症、皮疹、皮下小結、舞蹈症等症狀。急性發作後常遺留心臟損害。風濕病的確切病因迄今尚未完全明瞭，但就臨床、流行病學及免疫學等方面的資料分析表明，A群B型溶血性鏈球菌感染與風濕病的發病有關。目前也注意到病毒感染與風濕病的發生有一定關係。15年前曾發現柯薩奇B_4病毒可使爪哇猴發生類似風濕性全心炎，以及在慢性心瓣膜病人的左心房及心瓣膜上曾發現嗜心臟病毒，故此病毒感染發病學也應深入探討。

　　風濕熱的病理改變是結締組織炎症，主要累及心瓣膜、心肌間質小動脈以及漿膜腔。關節的病理改變主要是關節滑膜及周圍組織的水腫，關節囊液在有纖維蛋白粒細胞滲出，活動期過後不

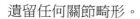

遺留任何關節畸形。

【臨床表現】

1. 關節炎

典型者少見，其特點為多發性、對稱性、遊走性，多侵犯四肢大關節，不遺留關節畸形。游走性關節炎常由一個關節轉移至另一個關節，常對稱地累及膝、踝、肩、腕、肘、髖等大關節，局部呈紅、腫、熱、痛的炎症表現，但永不化膿。部分病人可幾個關節同時發病，亦可波及手、足小關節或脊柱關節等，成人症狀比較顯著。非典型者僅有關節痠痛，而無其他炎症表現。急性炎症消退後，關節功能完全康復，不遺留關節強直或其他畸形。常有復發。

2. 急性期或慢性期活動階段

急性期可同時見到其他多種急性風濕病的臨床表現，如上呼吸道感染、發熱、心肌炎、皮膚病變、舞蹈症、胸膜炎、腹膜炎、脈管炎、腎炎、虹膜睫狀體炎，以及大、中型動脈病變。如果風濕病處在慢性階段，則可見到各種風濕性心瓣膜病的改變。

【實驗室檢查】

1. 血清抗B型鏈球菌各種抗體的測定：僅表現有近期B型鏈球菌感染的證據，如：①抗鏈球菌溶血素「O」滴度大於500單位。②抗鏈球菌透明質酸酶大於1.024單位。③抗鏈球菌激酶大於80單位。④特異性檢查，尚有抗M蛋

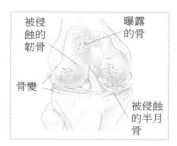

▲ 風濕性關節炎

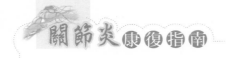

白抗體、抗DNA酶B及抗核苷酶測定。

2. 反映血中白蛋白和球蛋白改變的檢查：①紅血球沉降率增快，與血中白蛋白降低，γ-球蛋白及α_2-球蛋白增高有關。②血清C反應蛋白陽性，顯示血清中有能沉澱肺炎雙球菌膜上C多醣體的α球蛋白。

3. 反映結締組織膠原纖維破壞的檢查：血清黏蛋白的改變。

【診斷】

1. 發病前有扁桃腺炎或咽喉炎等上呼吸道感染史，多數為大關節遊走性、多發性疼痛或固定不移。

2. 急性風濕活動時，局部關節紅、腫、熱、痛，活動障礙，或關節腔有積液並併有不同程度的發熱、汗多或鼻出血。軀幹或四肢皮膚可出現環形紅斑，在關節伸側或四周可能觸到黃豆大小的皮下結節，數週後可逐漸消失。

3. 如有心慌氣急、心音低、心率快、心律不規則、心臟擴大、心尖區有收縮期吹風樣雜音等症狀體徵時，顯示有風濕性心臟炎（即心內膜、心肌、心包膜發生炎性損害），嚴重時可引起心力衰竭。心內膜炎可發展成慢性風濕性心瓣膜病。

4. 目前大多仍採用1965年修訂的Jones標準，即以心臟炎、多發性關節炎、舞蹈症、環形紅斑及皮下結節作為主要診斷依據，以既往風濕熱史或風濕性心臟病史、關節痛、發熱、血沉增快、C反應蛋白陽性、白血球計數增多及心電圖P-R間期延長作為次要依據，結合近期B型鏈球菌感染和其他病毒證據等而做出診斷。

【治療】

1. 一般治療

急性期應臥床休息，加強護理，適當注意營養，補充維生素C等。症狀消失及實驗室檢查正常2週後逐步增加活動。

2. 控制B型鏈球菌感染

成人青黴素水劑肌注80萬單位，每日2次，共10～14日。對青黴素有過敏者，改用羥氨苄青黴素口服，也可選用紅黴素、螺旋黴素等治療。

3. 抗風濕藥物

有助於消除全身症狀及滲出性炎症，尚未肯定有預防形成瓣膜病變的作用。診斷不明確時勿濫用。

（1）非甾體製劑

① 水楊酸製劑：對無心臟炎者為首選，有解熱、鎮痛、消炎效果。用藥至症狀消失，血沉正常2週後減半量，共服6～12週。水楊酸類藥物的副作用有耳鳴、耳聾、頭痛等。可抑制凝血酶原合成並阻斷前列腺素代謝，降低血小板黏附性，忌用於潰瘍病及出血體質病人。過敏性皮疹及急性再生障礙性貧血偶見。

② 其他：氯滅酚（抗風濕靈）0.2～0.4克，每日3次；甲氯滅酸0.25克，每日3次。或消炎痛25～50毫克，每日3次。對水楊酸類無效或不能耐受時可選用，療程與水楊酸類同。

（2）糖皮質激素：消炎作用較強，用於有心臟炎或其他抗風濕藥無效時。常用量：強的松40～60毫克/天，地塞米松6～9毫克/天。對嚴重心肌炎病人，靜滴氫化可的松200～300毫克/天。

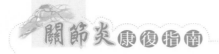

4. 中醫中藥

（1）內治法

① 風寒濕型：關節或肌肉痠痛，陰雨天加重，反覆發作，時輕時重，苔白或白膩，脈弦緊。疼痛呈遊走性，涉及多個關節的為風性；疼痛劇烈，痛有定處，活動受限，局部怕冷，得熱為舒的為寒性；痛處重著不移，關節局部腫脹，皮色不紅的為濕勝。治宜祛風散寒除濕。方藥舉例：蠲痹湯加減。

② 風濕熱證：病勢較急，關節局部紅腫熱痛，觸之痛甚，日輕夜重，屈伸不利，甚則不能活動，併有發熱，汗多，畏風，口渴，煩躁，苔薄黃或黃膩，舌質微紅，脈數。治宜清熱祛風化濕。方劑舉例：桂枝白虎湯加減。如濕熱傷陰，低燒持續不退，汗多，口乾，舌質紅，去桂枝、石膏、晚蠶砂，酌加秦艽、銀柴胡、鱉甲、生地。

③ 血瘀痹阻：病程較長，反覆發作，局部關節疼痛，遇冷加重；關節處變形，強直腫大，苔白或膩，舌質紫，脈緩小。治宜化痰行瘀，搜風通絡。方藥舉例：制南星、制白附子、白芥子、僵蠶、桃仁、紅花、虎杖。如痛甚，可酌加炙乳香、炙沒藥、炙蜈蛤、烏梢蛇等。

④ 氣陰兩虛：關節疼痛微腫，心悸，氣短，胸悶，自汗，舌體胖，舌質紅，舌苔淡白，脈濡數或細數。治宜補氣活血，滋陰通絡。方藥舉例：生脈散加減白朮、苡米、防己、木瓜、秦艽、當歸、丹參、生甘草。

（2）外治法

① 針灸治療：無心臟損害的急性期病人，可辨證局部取穴與

循經取穴，予以中強度刺激，每日1次，10次為一療程。發熱者加大椎、曲池；關節紅腫者，可用三稜針刺病灶周圍小靜脈至出血。患部怕冷者可加灸。

5. 物理療法

急性期可採用紫外線局部照射。也可採用直流電（調製中頻電療法）療法或中藥離子導入。關節紅腫熱痛者用10%雷公藤，腫而不紅者用20%竹節參，以痛為主者用20%烏頭作為導入劑，慢性期可用傳導熱（石蠟、蒸汽等）療法。

【**預防與護理**】主要是改善居住條件。鍛鍊身體，增強體質，預防上呼吸道感染。慢性扁桃腺炎反覆發作者應切除扁桃腺。

急性期一般應臥床休息，注意保暖。無風濕性心臟病者，血沉正常後即可起床活動；有風濕性心臟病者，急性期症狀消失、血沉正常後，仍需繼續臥床3～4週。

發熱時予以流質飲食，退熱後改為半流質或軟質飲食，補充足量的維生素C和維生素B。

腫痛的關節應予以適當的保護及固定。

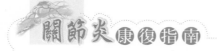

十四、類風濕性關節炎

　　類風濕性關節炎（rheumatoid arthritis, RA）是一種慢性、全身性、自身免疫性綜合症，其特徵是外周關節的非特異性、對稱性炎症，關節滑膜的慢性炎症、增生，形成血管翳，侵犯關節軟骨、軟骨下骨、韌帶和肌腱等，造成關節軟骨、骨和關節囊破壞，最終導致關節畸形和功能喪失，部分病人伴不同程度的全身表現。

　　RA的患病率為0.3%～0.4%，美國本病病人約佔人群的1%，女性發病率較男性高2～3倍。各年齡組人群均可發病，但25～50歲為本病的好發年齡。病情和病程有個體差異，從短暫、輕微的小關節炎到急劇進行性多關節炎。受累關節以近端指間關節、掌指關節、腕、肘、肩、膝和足趾關節最為多見。髖關節受累少見。關節炎常表現為對稱性、持續性腫脹和壓痛，晨僵常長達1小時以上，出現RA典型的手關節畸形。重症病人關節呈纖維性或骨性強直，並因關節周圍肌肉萎縮、痙攣失去關節功能，致使生活不能自理。除關節症狀外，還可出現關節外或內臟損害，如類風濕結節、心、肺、腎、周圍神經及眼等病變。

　　【病因】病因不明。目前認為除環境因素外也有一定的遺傳傾向。

　　【病理】

1. 關節病變

（1）**滑膜的改變**：關節病變由滑膜開始，滑膜充血、水腫。以靠近軟骨邊緣的滑膜最為明顯，滑膜表層細胞增生呈柵欄狀，表面絨毛增生。在晚期大部分浸潤細胞為漿細胞，關節腔內有滲出液。

（2）**肉芽腫形成**：在急性炎症消退後，滲出液逐步吸收。滑膜內血管增生，滑膜內血管增多，即成肉芽腫，並與軟骨黏連，向軟骨內侵入。血管內膜細胞中有溶酶體空泡形成；血管周圍有漿細胞圍繞，滑膜內並可見「類風濕細胞」聚集。

（3）**關節軟骨及軟骨下骨的改變**：由於滑膜出現的肉芽組織血管導向軟骨內覆蓋侵入，逐漸向軟骨中心部位蔓延，阻斷了軟骨由滑液中吸收營養，軟骨逐步被吸收。同時由於溶酶體內的蛋白降解酶、膠原酶的釋放，使軟骨基質破壞、溶解，導致關節軟骨廣泛破壞，關節間隙變窄，關節面粗糙不平，血管翳機化後形成黏連，纖維組織增生，關節腔內形成廣泛黏連，而使關節功能明顯受限，形成纖維性強直。待關節軟骨面大部吸收後，軟骨下骨大面積破骨與成骨反應同時發生，在骨端間形成新骨，而致關節骨性強直。

由於關節內長期反覆積液，致關節囊及其周圍韌帶受到牽拉而延長鬆弛。再加上關節面和骨端的破壞，使關節間隙變窄，關節韌帶更為鬆弛。由於關節炎症及軟骨面破壞，病人因疼痛常處於強迫體位。關節周圍的肌肉發生保護性痙攣。關節周圍的肌肉、肌腱、韌帶和筋膜也受到病變侵犯而黏連，甚至斷裂，最後導致關節脫位或畸形位骨性強直。

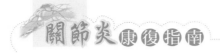

2. 關節外表現

（1）**類風濕性皮下結節**：類風濕性皮下結節是診斷類風濕性關節炎的可靠證據，結節是肉芽腫改變，其中心壞死區含有IgG和RF免疫複合物。周圍被纖維細胞、淋巴細胞及單核細胞所包圍，最後變為緻密的結締組織。

（2）**肌腱及腱鞘、滑囊炎症**：肌腱及腱鞘炎在手足中十分常見，肌腱和鞘膜有淋巴細胞、單核細胞、漿細胞浸潤。嚴重者可觸及腱上的結節，肌腱可斷裂及黏連，是導致周圍關節畸形的原因。滑囊炎以跟腱滑囊炎最為多見，在肌腱附著處常形成局限性滑膜炎，甚至可引起局部骨質增生或缺損。滑囊炎也可能發生在膕窩部位，形成膕窩囊腫。

【**臨床表現**】類風濕性關節炎通常呈隱匿發病，進行性關節受累，但也可急性發病，同時累及多個關節。炎症關節最敏感的體徵是關節腫脹與壓痛，多數活動性炎症關節最終出現滑膜增厚。典型病例在手小關節（尤其是近端指間關節和掌指關節）、腕、足、肘及踝關

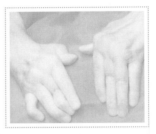

▲ 多個關節變形、腫脹

節呈對稱性病徵，但首發症狀可出現在任何關節。關節畸形可發展迅速，最終可出現嚴重的屈曲攣縮，功能完全喪失。主要的症狀和體徵如下：

1. 關節疼痛和腫脹

最先出現關節疼痛，開始可為疼痛，隨著關節腫脹逐步明顯，疼痛也趨於嚴重。關節局部積液，溫度增高。反覆發作後，

患肢肌肉萎縮，關節呈梭形腫脹。關節壓痛程度常與病變嚴重程度有關。病人常主訴開始活動關節時疼痛加重，活動一段時間後疼痛及活動障礙即明顯好轉。關節痛與氣候、氣壓、氣溫變化有相關關係。

2. 晨僵現象

在早晨睡醒後，出現關節僵硬或全身發緊感，起床活動一段時間後症狀即緩解或消失，多超過30分鐘。與其他關節病的晨僵現象的區別在於類風濕性關節炎的晨僵是典型、經常而持久的。

3. 多個關節牽連

常由掌指關節或指間關節發病，其次則為膝關節。發病時牽連關節常為1～3個關節，而之後牽連關節可發展到3個以上。牽連關節常為對稱性。但也有一部分病人呈非對稱性牽連，在第一次關節發病的1～3個月後可出現另一些關節腫脹、疼痛。以後反覆交替發作和緩解。關節症狀可持續數月、數年或數十年。有些甚至四肢大多數關節均被涉及。

4. 關節活動受限或畸形

晚期關節活動受限並呈現不同程度的畸形，手指及掌指關節常呈現梭形腫脹、鈕孔畸形、鵝頸畸形，腕關節常強直於尺偏位，腕關節融合。肘關節半屈曲固定及前臂旋轉功能消失。膝關節呈內、外翻畸形，髖關節則多強直在屈曲內收位。

5. 關節外表現

腕管綜合症可能是由於腕關節滑膜炎所致，膕窩囊腫破裂酷似深靜脈血栓形成。10%～30%病人有類風濕結節，通常發生在皮下易摩擦的部位（如鷹嘴附近和前臂伸側表面皮膚），在其他

163

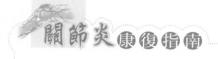

身體受壓部位也可能見到。皮下結節不是早期表現，但對診斷有幫助。其他關節外表現有內臟結節、引起小腿部潰瘍和多發性神經炎及血管炎、胸膜或心包積液、淋巴結病、Felty綜合症、乾燥綜合症、鞏膜外層炎等。可有發熱，通常為低熱。

【輔助檢查】

1. 實驗室檢查

80%病例可有正色素性（或輕度低色素性）正細胞性貧血，血紅蛋白一般大於100克/升，90%病人血沉加快。60%～80%病人可測出IgM類風濕因子（RF），後者為抗變性 γ 球蛋白的抗體。雖然類風濕因子對於類風濕性關節炎並非特異，而且在許多疾病（包括多種其他風濕性疾病、肉芽腫病、慢性肝病、亞急性感染性心內膜炎等）和部分正常人都可發現，類風濕因子滴度增高可提供有力的診斷依據。

高滴度類風濕因子顯示預後不良並且常常與疾病進展、類風濕結節、血管炎和肺病變有關。治療和病情自然改善均可影響滴度，當關節炎症活動緩解時，滴度也常常下降。

2. X光片檢查

在發病前幾個月內X光片檢查僅能看到軟組織腫脹。隨後出現關節周圍骨質疏鬆、關節間隙變窄（關節軟骨受累）及邊緣侵蝕。X光片檢查的惡化率與臨床惡化率一樣，變異很大。但侵蝕作為骨破壞的徵象可發生在第一年。一般將類風濕性關節炎的X光片改變分為四期。

I期（早期）：①X光片檢查無破壞性改變。②可見骨質疏鬆。

II期（中期）：①骨質疏鬆，可有輕度的軟骨破壞，有或沒有輕度的軟骨下骨質破壞。②可見關節活動受限，但無關節畸形。③鄰近肌肉萎縮。④有關節外軟組織病損，如結節和腱鞘炎。

III期（嚴重期）：①骨質疏鬆加上軟骨或骨質破壞。②關節畸形，如半脫位、尺偏傾斜，無纖維性或骨性強直。③廣泛的肌萎縮。④有關節外軟組織病損，如結節或腱鞘炎。

IV期（末期）：①纖維性或骨性強直。②III期標準內各條。

【診斷】1987年醫師對原分類診斷標準做了修訂，符合以下7條標準中至少4條，可診斷為類風濕性關節炎：

（1）晨僵：關節及其周圍僵硬感至少持續1小時，病程大於或等於6週。

（2）3個或3個區域以上關節部位的關節炎：醫生觀察到14個區域（左側或右側的近端指間關節、掌指關節、腕、肘、膝、踝及蹠趾關節）中累及3個，且同時軟組織腫脹或積液（不是單純骨隆起），病程大於或等於6週。

（3）手關節炎：腕、掌指或近端指間關節炎，至少有一個關節腫脹，病程大於或等於6週。

（4）對稱性關節炎：兩側關節同時發病（雙側近端指間關節、掌指關節及蹠趾關節發病時，不一定絕對對稱），病程大於或等於6週。

（5）類風濕結節：醫生觀察到在骨突部位，伸肌表面或關節周圍有皮下結節。

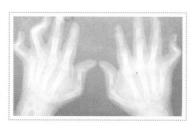

▲ 多關節變形的X光片顯示

（6）**類風濕因子陽性**：任何檢測方法證明血清類風濕因子含量異常，而該方法在正常人群中的陽性率小於5%。

（7）**放射學改變**：在手和腕的後前位相上有典型的類風濕性關節炎放射學改變，必須包括骨質侵蝕或發病關節及其鄰近部位有明顯的骨質脫鈣。

【治療】

1. 內科治療原則

治療類風濕性關節炎的原則是迅速給予非甾體類抗炎藥（NSAIDs）緩解疼痛和炎症，盡早使用病情改善藥，以減少或延緩骨破壞。在類風濕性關節炎尚不能被根治的情況下，防止關節破壞，保護關節功能，最大限度的提高病人的生活品質，是內科治療的最高目標，因此，治療時機非常重要。早期積極、合理治療是減少致殘的關鍵。藥物的選擇要符合安全、有效、經濟、簡便原則。

醫師推薦對類風濕性關節炎病人一經診斷即開始病情改善藥治療。應首選MTX，視病情可單用也可採用兩種或兩種以上的病情改善藥聯合治療。一般對單用一種病情改善藥療效不好，或進展性、預後不良和難治性類風濕性關節炎病人可採用機制不同的病情改善藥物聯合治療。聯合用藥時，其不良反應不一定比單一用藥多。無論採用哪一種治療方案，在治療前必須照雙手（包括腕關節）X光片或發病關節的對稱性X光片，並於治療後逐年利用X光片複查用以比較療效。

為避免藥物不良反應，用藥過程中應嚴密觀察血尿常規、肝腎功能並隨時調整劑量。評價治療反應除比較治療前後的關節壓

痛、腫脹程度和關節數、發病關節放射學改變外，還應包括功能狀態的評價，醫生和病人對疾病活動性的總體評價。

對所有病人都應檢測病情的活動性。對早期、急性期或病情持續活動的病人應當密切隨訪直至病情控制。處於緩解期的病人可以每半年隨訪一次，同時，根據治療藥物的要求定期化驗相應指標。應該明確，經治療後的症狀緩解，不等於疾病的根治，近期有效不等於遠期有效。病情改善藥可以延緩疾病進展，但亦不能治癒類風濕性關節炎，基於這一點，為防止病情復發，原則上不停藥，但也可依據病情逐漸減量維持治療，直至最終停用。

儘管類風濕性關節炎對許多病人的生活帶來很大影響，但必須說服病人積極進行受累關節的最大限度的運動和鍛鍊。對病情活動伴劇痛的嚴重病例，可能需短期的臥床休息。急性炎症過程被控制之前，為防止攣縮，進行被動性鍛鍊要小心，避免發生劇烈疼痛。當炎症消退時，為使肌群康復應進行主動鍛鍊，保持關節正常活動範圍，但不能使之疲勞。在炎症控制後能夠預防屈曲攣縮和成功地使肌力恢復。已形成的屈曲攣縮需要加強鍛鍊，並使用連續性夾板固定或矯形外科措施。

2. 常用藥物治療

類風濕關性節炎的常用藥物分為四大類，即非甾體抗炎藥、改善病情的抗風濕藥、糖皮質激素和植物藥。

（1）**非甾體抗炎藥**：本類藥物種類較多。非甾體抗炎藥透過抑制環氧合酶活性，減少前列腺素合成而具有抗炎、止痛、退熱、消腫作用。雖能減輕類風濕性關節炎的症狀，但不能改變病程和預防關節破壞，故必須與改善病情的抗風濕藥聯合應用。由於非甾體抗炎藥使前列腺素的合成減少，故可出現相應的不良反

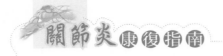

應，胃腸道不良反應，如噁心、嘔吐、腹痛、腹瀉、腹脹、食欲不佳，嚴重者有消化道潰瘍、出血、穿孔等；腎臟不良反應如因腎灌注量減少，出現水鈉瀦留、高血鉀、血尿、蛋白尿、間質性腎炎，嚴重者發生腎壞死致腎功能不全。非甾體抗炎藥還可引起外周血球數減少、凝血障礙、再生障礙性貧血、肝功能損害等。少數病人發生過敏反應（皮疹、哮喘），以及耳鳴、聽力下降、無菌性腦膜炎等。

（2）**慢作用藥物**：加用慢作用藥物的最適宜時機正在研究中，對加速進展的疾病應盡早使用。一般來說，如用阿司匹靈或其他非甾體抗炎藥治療疼痛與腫脹3～4個月仍無效，應考慮加用一種慢作用藥物，如金製劑、青黴胺、羥氯喹或柳氮磺吡啶。甲氨蝶呤作為一種二線改善疾病的藥物，早期應用正被逐漸推廣。在嚴重活動性病例應早期合理應用甲氨蝶呤（3～4週即可見效），劑量2.5～15毫克，每週1次頓服，通常從7.5毫克/週開始，根據需要逐漸加量。需監測肝臟功能，嗜酒及糖尿病患者應避免應用。慢作用藥物的聯合應用往往比單一藥物更有效。

（3）**腎上腺皮質激素**：腎上腺皮質激素能迅速控制臨床表現，可用來維持關節功能，從而使病人繼續從事日常的工作。但病人應注意長期用藥後會發生的有關併發症和腎上腺皮質激素停藥後的反跳現象，必須在仔細且經過長期評估確定其潛在危險性較低後方可使用。使用腎上腺皮質激素的禁忌證包括：消化性潰瘍、高血壓、未經治療的感染、糖尿病和青光眼。

潑尼松劑量不應超過7.5毫克/天，除非病人有嚴重的全身表現，如血管炎、胸膜炎或心包炎的病人。關節內注射長效皮質類固醇可暫時幫助控制1～2個極度疼痛關節的局部滑膜炎。由於皮質類固醇酯為晶體，所以注射後約2%病人在幾個小時內局部炎症

會暫時加重，過多的關節腔穿刺除了併發感染外，還可發生類固醇晶體性關節炎。小劑量糖皮質激素（每日潑尼松10毫克或等效其他激素製劑）可緩解多數病人的症狀，並作為改善病情的抗風濕藥起效前的「橋樑」作用，或非甾體抗炎藥療效不滿意時的短期措施，必須糾正單用激素治療類風濕性關節炎的傾向，用激素時應同時服用改善病情的抗風濕藥。激素治療類風濕性關節炎的原則是：不需用大劑量時則用小劑量；能短期使用者，不長期使用；並在治療過程中，注意補充鈣劑和維生素以防止骨質疏鬆。

（4）植物藥製劑

① 雷公藤：雷公藤多苷30～60毫克/天，分三次飯後服。主要不良反應是性腺抑制，導致精子生成減少，男性不育和女性閉經。雷公藤還可以引起納差、噁心、嘔吐、腹痛、腹瀉等，可有骨髓抑制作用，出現貧血、白血球及血小板減少，並有可逆性肝酶升高和血肌酐清除率下降，其他不良反應包括皮疹、色素沉著、口腔潰瘍、指甲變軟、脫髮、口乾、心悸、胸悶、頭疼和失眠等。

② 青藤鹼：青藤鹼20毫克，飯前口服，每次1～4片，每日3次。常見不良反應有皮膚瘙癢、皮疹等過敏反應，少數病人出現白血球減少。

③ 白芍總苷：常用劑量為600毫克，每日2或3次，不良反應有大便次數增多、輕度腹痛、納差等。

3. 手術治療

隨著對類風濕性關節炎深入研究，人們逐步認識到外科手術療法對類風濕性關節炎的治療可以產生防止或延緩病情發展以及矯正畸形，恢復關節功能的作用。

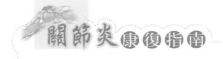

　　①滑膜切除術。②關節清理術。③截骨術。④關節融合術。
⑤關節成形術。⑥人工假體置換術，類風濕性膝關節炎骨質破壞
嚴重者疼痛，或伴有畸形可考慮行人工膝關節置換，對於較早期
的病人，非手術治療無效，進行人工全膝置換並不太困難。對於
晚期類風濕性膝關節炎的病人常伴有屈曲畸形或內、外翻畸形，
則人工全膝置換有一定難度，手術後效果也較差，術後併發症
多。

　　【預後】判斷類風濕性關節炎活動性的項目包括疲勞的嚴重
性、晨僵持續的時間、關節疼痛和腫脹的程度、關節壓痛和腫脹
的數目、關節功能受限制程度，以及急性炎症指標（如血沉、C
反應蛋白和血小板）等。

　　類風濕性關節炎臨床緩解標準：①晨僵時間低於15分鐘。②
無疲勞感。③無關節痛。④活動時無關節痛或關節無壓痛。⑤無
關節或腱鞘腫脹。⑥血沉（魏氏法）女性小於30公釐/小時，男性
小於20公釐/小時。符合5條或5條以上，並至少連續2個月者考慮
為臨床緩解；有活動性血管炎、心包炎、胸腔炎、肌炎和近期無
原因的體重下降或發熱，則不能認為緩解。

第六章

膝關節骨性關節炎一問一答

得了膝關節骨性關節炎該怎麼辦？對於病人來說，對此病充滿疑惑，為此，我們參照膝關節骨性關節炎的最新研究進展，結合多年的臨床經驗累積，特地編寫了膝關節骨性關節炎一問一答這一章，正確客觀地認識膝關節骨性關節炎，為廣大病人解惑答疑。

1. 得了膝關節骨性關節炎該怎麼辦？

一旦確診得了膝關節骨性關節炎，不要驚慌，要保持冷靜，客觀正確地認識這種病。現代醫學科技的發展，使得本病並非像傳說的「必須手術才能治癒」那樣可怕，只有少數病人需要接受手術，所以應該調整情緒，保持樂觀的心態，積極參與疾病的治療與康復。

首先，弄清楚自己的病情，影像學檢查膝關節骨性關節炎是幾期、症狀持續時間、疼痛程度、關節活動障礙程度、是否跛行；然後決定是否需要拄拐杖、如何拄拐杖、是否需要護膝、如何佩戴護膝；第三，積極止痛，藥物內服外用，針刀、理療、牽引、按摩等，有效止痛可以改善睡眠，有利於損傷的修復，增強康復的信心；第四，制訂計畫，堅持並積極進行功能鍛鍊，不同階段有不同的鍛鍊方法，一個核心原則是在非負重下進行，還要合理膳食，調節情緒；第五，積極治療併發症，如果保守治療效果甚微，症狀仍十分嚴重，影像學檢查是晚期骨關節炎，也要接受手術治療。

明確了這幾點，思路就清晰了。膝關節骨性關節炎並不可怕，大部分是可以透過治療和護理的干預趨於臨床治癒，使症狀得到明顯改善，不影響正常工作和生活。

2. 什麼是膝關節骨性關節炎？

關節炎有好多種，如風濕性關節炎、類風濕性關節炎、痛風性關節炎、結核性關節炎等。骨性關節炎又叫退化性關節炎、增生性關節炎、肥大性關節炎、老年性關節炎。因為70歲以上的老年人，80%的人患有此病。其中有些人雖然沒有明顯症狀，但是

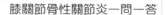

透過膝關節X光片也能檢查出來。老年婦女停經後，卵巢逐漸萎縮，雌激素分泌減少，影響了骨骼關節中鈣質的代謝，所以發病率比同齡的老年男性還高。

　　膝關節骨性關節炎分原發性和繼發性兩種，原發性膝關節骨性關節炎為老年人膝關節長期活動，像磨盤一樣經常轉動互相磨損，使骨與軟骨老化發生退化性改變，逐漸形成骨刺樣的增生。繼發性膝關節骨性關節炎為膝關節發生外傷、骨折、脫臼及罹患其他疾病後，骨與軟骨出現骨質增生，使膝關節的生理功能發生改變。身體過於肥胖、走路及工作姿勢不當，常是引起這種病的誘因。若治療不當，就會嚴重影響病人的行走能力和生活品質。

3. 膝關節骨性關節炎的病機病理是什麼？

　　骨性關節炎的主要病理改變為軟骨退化性變性和消失，以及關節邊緣韌帶附著處和軟骨下骨質反應性增生形成骨贅，並由此引起關節疼痛、僵直畸形和功能障礙。

　　正常情況下，關節之間的摩擦力很小，不會造成磨損，除非過度使用或損傷。造成膝關節骨性關節炎最可能的原因是合成軟骨成分的異常，如膠原（是一種堅韌的、結締組織中的纖維蛋白）和黏蛋白（一種產生軟骨彈性的物質）的異常。另外，軟骨雖然生長旺盛，但是很薄，其表面很容易發生破裂、關節邊緣的骨頭過度生長，形成可以看見和摸到的包塊（稱為骨贅，俗稱骨刺）、骨贅引起關節面不平，干擾正常關節的功能等，上述這些原因也可能導致膝關節骨性關節炎，引起疼痛。

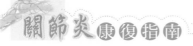

4. 膝關節骨性關節炎有哪些症狀、體徵？

原發性關節炎多發生於50歲以後，女性多於男性，繼發性關節炎發病年齡較小，30～40歲多見，除了膝關節外，也好發於頸椎、腰椎、髖、膝、踝、肩、肘、手指等關節。

5. 膝關節骨性關節炎早期的主要臨床表現是什麼？

膝關節骨性關節炎是一種慢性病，早期可能無症狀，之後逐漸出現疼痛、僵硬，疼痛常伴隨著日常生活中的姿勢發生改變，如下蹲、轉身、久坐後站起、上下樓梯時疼痛較為明顯，其他時候疼痛不明顯。靜止後關節僵硬痠痛，活動片刻後，僵硬和疼痛減輕，但活動劇烈時又感到腿部不適，並有彈響和粗糙的摩擦感、摩擦音。由於早期出現此症狀時不被重視，加上沒有及時治療，此症狀慢慢加重，每1～2年急性發作1次，發作時關節輕微腫脹或有少量積液，有時關節活動出現摩擦感，功能受到一定影響。

6. 膝關節骨性關節炎晚期的主要臨床表現是什麼？

當病情繼續發展到關節軟骨消失、軟骨下骨質裸露時，疼痛成為持續性，在平地上走路也感到疼痛，晚上睡覺時無論把腿放到哪裡都感到不舒服，熟睡後有時還會被痛醒，膝關節有紅腫和波動感，這是關節積液的表現。直至關節變形、腫大，功能活動受到障礙、生活不能自理，說明病情比較嚴重，應及時到醫院檢查和治療。

7. 膝關節骨性關節炎的診斷依據是什麼？

（1）症狀和體徵：膝關節疼痛，活動受限。

（2）X光檢查、診斷：骨性關節炎具有特異性，關節軟骨以增生為主，關節面粗糙，關節間隙變窄。

（3）實驗室檢查：骨性關節炎病人血清類風濕因子陰性，血沉不快，C-肽反應蛋白不升高。

8. 如何防治膝關節骨性關節炎？

（1）盡量避免身體肥胖，防止加重膝關節的負擔，一旦身體超重，就要積極減肥，控制體重。

（2）注意走路和工作的姿勢，不要扭著身體走路和工作。避免長時間下蹲，因為下蹲時膝關節的負重是自身體重的3～6倍，工作時下蹲（如汽車修理工、翻砂工）最好改為低坐位（坐小板凳），長時間坐著和站著，也要經常變換姿勢，防止膝關節固定一種姿勢而用力過大。走遠路時不要穿高跟鞋，要穿厚底而有彈性的軟底鞋，以減少膝關節所受的衝擊力，避免膝關節發生磨損。

（3）進行運動時要做好準備活動，輕緩地舒展膝關節，讓膝關節充分活動開來以後再進行劇烈運動。練太極拳時，下蹲的位置不要太低，也不要連續打好幾套拳，以防膝關節負擔過重發生損傷。

（4）膝關節遇到寒冷時血管會收縮，血液循環變差，往往使疼痛加重，故在天氣寒冷時應注意保暖，必要時戴上護膝，防止膝關節受涼。

（5）有膝關節骨性關節炎的人，盡量少上下樓梯、少登

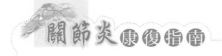

山、少久站、少提重物，避免膝關節的負荷過大而加重病情。

（6）有膝關節骨性關節炎的人，既要避免膝關節過度疲勞，又要進行適當的功能鍛鍊，以增加膝關節的穩定性，防止腿部的肌肉萎縮，這不僅能緩解關節疼痛，還能防止病情惡化，不要認為只要休息不活動，就能保護好患病的膝關節。有膝關節骨性關節炎的人，游泳和散步是最好的運動，既不增加膝關節的負重能力，又能讓膝關節四周的肌肉和韌帶得到鍛鍊。其次，仰臥床上把兩腿抬起放下的反覆練習、模仿騎自行車，都是膝關節骨性關節炎病人較好的運動。騎自行車時，要調好車座的高度，以坐在車座上，兩腳蹬在踏板上，兩腿能伸直或稍微彎曲為宜，車座過高、過低或騎車上坡時用力踩踏板，對膝關節都有不良的影響，應多加注意並盡量避免。

（7）在飲食方面，應多吃含蛋白質、鈣質、膠原蛋白、異黃酮的食物，如牛奶、乳製品、大豆、豆製品、雞蛋、魚蝦、海帶、黑木耳、雞爪、豬蹄、羊腿、牛蹄筋等，這些食品既能補充蛋白質、鈣質，防止骨質疏鬆，又能生長軟骨及產生關節的潤滑液，還能補充雌激素，使骨骼、關節更好地進行鈣質的代謝，減輕關節炎的症狀。

9. 膝蓋的疼痛究竟是哪裡引起的？

膝關節由骨、軟骨和韌帶等構成。軟骨可以引發疼痛，膝關節中的軟骨磨損、變形後，軟骨中的碎片會刺激機體，導致疼痛感的出現；韌帶引起疼痛多與運動密切相關，韌帶是為了防止膝關節錯位而進行支撐的帶狀組織，如果運動幅度過大，就容易使部分或整個韌帶組織斷裂，產生疼痛；關節內組織也會引發疼

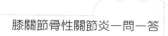

痛，膝關節間包裹著產生緩衝和潤滑作用的關節液，如果此處被血液等物質堆積堵塞，就會引發無力、疼痛等症狀。

10. 急性膝痛在哪些情況下易引發？

在身體失去平衡，強忍著不適感；強烈外力作用於膝蓋；大幅度運動，超越身體可承受範圍；體力低下和身體歪斜等情況下容易引發。

11. 哪類人群易患急性膝痛？

體重在1個月內增加3公斤以上的人；曾經定期進行體育鍛鍊的人；長時間以固定姿勢工作的人或使用電腦者；生活狀態過於緊張的人；「O」形腿嚴重的人。

12. 急性膝痛發作時要注意什麼？

不要給疼痛部位加溫，如果疼痛是炎症（濕熱）導致，在疼痛部位加溫會產生反效果。此時要調整為使用間歇冷卻療法。不要直接按摩膝蓋，患部及周邊肌肉與神經疼痛時，按摩反而會增加痛感。不要持續冷卻，但適度間歇的冷卻可以抑制炎症及燥熱，但要注意冷卻時間，過長則會致使血流不暢。每間隔2小時，進行15分鐘為宜。

13. 急性膝痛發作時如何應對？

仰臥休息：採取仰臥是最為適宜的應對方法。先調整至舒適

的姿勢，之後，再考慮膝蓋應當伸直還是彎曲，向上還是側彎等等。

墊高膝蓋：如果膝蓋彎曲能夠緩解疼痛，就在膝蓋下墊上物品。選擇被子、坐墊、靠墊之類的柔軟物品。

坐立時將膝蓋墊高：由於種種原因而無法躺臥休息的話，也要盡量使膝蓋高於心臟。比如坐著時將檯子等墊在腿下面，並選擇舒適的姿勢。

給膝蓋降溫：將用毛巾包好的冰袋敷在膝蓋及周邊部位，每間隔2小時，進行15分鐘的冷卻1次，或用冷卻噴霧劑降溫。

外出時疼痛的急救法：在路上出現疼痛時，先找地方坐下，用手絹等物包裹住疼痛的膝蓋，可以抑制水腫。盡可能找到罐裝飲料或冰袋來冷卻患部，並確保膝蓋高於心臟。休息5分鐘之後如果疼痛有所緩解就先回家，感到發冷或出汗就去醫院。

14. 什麼是慢性膝痛？

肌肉的老化會導致慢性膝痛。隨著肌肉的老化，單憑腿部力量不足以支撐身體，於是，部分重量便集中在關節部位，磨損大腿骨和膝蓋之間的軟骨，嚴重者甚至骨與骨之間直接接觸碰撞時，只要有重力作用，膝蓋就會疼痛。如果置之不理放任下去，會導致部分骨骼的剝落、變形，加劇疼痛。

有過骨折、韌帶斷裂等身體受傷情況的人也可能出現膝蓋疼痛症狀。這是因為其膝蓋相對脆弱，尤其做伸展、彎曲等特定動作時，會給膝蓋帶來過重負擔，產生炎症甚至關節積液。此外，骨骼病症、風濕病和痛風也會引起膝蓋疼痛。

15. 哪些情況下易引發慢性膝痛？

過度使用膝關節；年齡成長導致身體老化；姿勢、走路方式等不正確；過度使用膝關節；經常上下樓梯。

16. 哪類人群易患慢性膝痛？

從事搬運重物工作的人、體重較重的人、長時間站立的人、經常端坐的人、O型腿的人。

17. 慢性膝痛要注意些什麼？

沐浴時水溫不要過高，儘管熱水會促進血液循環，但水溫過高也可能導致水腫，增強疼痛感。

冷卻時溫度不要過低，冷卻可以抑制炎症反應，緩解疼痛，但以每間隔2小時，進行15分鐘為宜，否則過冷的話反而會阻礙血液循環，導致身體疲乏無力。

按摩時力道不要過大，按摩時並非力道越大越有效，力道過大反而會加重肌肉痛感，破壞微血管。

18. 如何應對慢性疼痛的疼痛感？

痛感劇烈時先暫停冷卻法等療法和避免運動，等疼痛緩和後再進行。

痛感劇烈時，首先保持平和的心態，避免刺激患部，待疼痛有所緩解後再透過加溫促進血液循環。

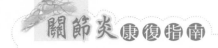
19. 如何緩解慢性膝痛的疲乏無力？

（1）**藉助五感緩解疲勞：**因膝蓋疼痛感到疲乏無力時，加溫療法最有效果。在感到緊張時，借助氣味、音樂、色彩等元素，也能夠使精神得到放鬆。

（2）**使用護膝保護關節：**為預防著涼，可以使用護腿、護膝等工具。此外，有伸縮性的緊身衣褲也具有良好的保溫效果。

（3）**泡溫泉不宜過度：**雖然疲乏無力時泡溫泉極有療效，但在膝蓋疲乏無力時，一天內泡太多次溫泉，時間又過長的話，反而會導致疲乏加劇。

20. 如何緩解慢性膝痛的僵硬感？

每天都要做肌肉練習，緩解肌肉緊張，有加溫、熱敷、按摩、伸展等方法。每天工作間歇和工作結束後都要做。

放鬆肌肉並加溫，做伸展運動，使肌肉得以伸縮。沐浴、足浴、毛巾熱敷等加溫療法也有放鬆效果。

21. 如何緩解由關節原因導致的慢性膝蓋疼痛？

借助手杖步行，不要對手杖敬而遠之，其實疼痛時使用手杖可以產生很好的支撐作用，能夠大幅增加活動範圍。

起床時做些伸展運動，在忙碌的一天開始前，輕輕做些伸展運動，並且養成習慣，能夠有效減輕不適感。

循序漸進鍛鍊肌肉，在改善日常生活的同時，也要進行肌肉鍛鍊。不用規定次數和強度，以次日沒有疲勞感為宜，再循序漸進逐步增加次數和強度。

22. 如何緩解因肥胖而導致的慢性膝蓋疼痛？

養成良好的運動習慣，經常不運動會使腿部肌肉衰老，體重增加，最終導致關節疼痛加劇。在陷入這樣的惡性循環前，盡可能多去運動吧！

騎自行車可以減輕膝蓋負擔，騎自行車時膝蓋承受負擔較小，可以很方便地進行運動。不要因為膝蓋痛就不出門了，騎上自行車去活動吧！

23. 如何透過「水中漫步」來控制體重與強化肌肉？

理想強度：25公尺泳池中往返1次。

理想頻率：每週3次。

效果：此運動利用了水的浮力，使膝蓋負擔大為減輕，並且在與水的阻力對抗時，高效地鍛鍊了肌肉。此外，水能使血管收縮，提高身體維持體溫的能力，從而有利於血液循環，增強心肺機能。

水位在胸部與肩部之間為宜。高則阻力過大，低則浮力過小，增加身體負擔。長時間練習時，要充分補充水分。雙手在水面上，身體前傾以保持平衡。在與水的對抗中前行。在25公尺的泳池中，努力盡快走到另一側，稍作休息調整呼吸後再返回，不要憋氣，保持自然呼吸。開始時只往返1次即可，循序漸進地增加距離和速度。

24. 如何緩解因風濕而導致的慢性膝蓋疼痛？

（1）**到門診接受正規檢查**：因需要服用藥物，所以一定要

去專業醫院門診接受檢查。有時也需要接受心理指導。在家時可以針對疼痛狀況，採取適宜的調理治療方法，推薦使用運動繃帶。

（2）保持愉悅的心情至關重要：心情舒暢才能夠積極地去鍛鍊、調養，從而改善身體狀況。

（3）按壓穴位緩解疼痛：風濕特效穴是陽溪穴，位於腕背橫紋橈側，拇指向上翹起時，當拇指短伸肌腱與拇指長伸肌腱之間的凹陷處（鼻咽窩）。勞宮穴在手掌心，在第二、三掌骨之間偏於第三掌骨，握拳屈指時中指指尖處。踝後側的疼痛點用拇指按壓，進行1分鐘左右較強的刺激，可以緩解腳尖、腳踝和腳腕的僵硬感。

25. 膝痛按摩有哪些常用穴位？

（1）委中穴：應對運動或長時間步行所導致的疼痛。

（2）足三里：應對膝關節的疲乏無力。

（3）膝陽關：應對膝關節周圍肌肉的緊張感。

（4）湧泉穴：應對因著涼或疲勞引起的疼痛。

（5）崑崙穴：應對膝關節難以伸展導致的疼痛。

（6）血海穴：應對伴有水腫的膝痛。

（7）梁丘穴：應對風濕導致的疼痛。

（8）委陽穴：應對炎症和水腫導致的疼痛。

（9）曲泉穴：應對膝關節外側的疼痛。

（10）陰陵泉：應對膝關節內側的疼痛。

（11）膝眼穴：應對膝關節積液導致的疼痛。

（12）犢鼻穴（外膝眼穴）：應對上下樓或端坐時導致的疼

痛。

26. 膝痛如何防止疲勞蓄積？

在家起床、洗漱和吃飯等習以為常的日常活動中，往往也隱含著損傷膝關節的危險，所以要時刻注意保護膝關節。

外出時佩戴運動繃帶或護膝，盡量減少膝蓋的負擔。使用運動繃帶或護膝等工具能夠緩解膝蓋處的緊張感，但是不要過分依賴，在睡覺時，最好不要戴著。

工作生活中習以為常的動作也可能導致疼痛的復發。請再次確認審查一下自己的習慣動作，保持端正的坐姿、站姿。

堅持沐浴與按摩，為保證今天的疲勞不會持續到明天，可以透過沐浴加溫使身體得到放鬆，疲勞劇烈時可進行按摩或伸展肌肉。

上、下樓梯時或乘電梯時若出現疼痛，請慢慢向安全位置移動，兩腿難以邁步時，就扶著牆小步移動。若經過5分鐘左右的休息之後，疼痛有所緩解時就先回家，有發冷或出汗症狀就立即去醫院。

27. 膝痛如何進行運動療法？

強化膝關節周圍肌肉，找出是膝蓋的哪一部分疼痛，並以此為中心進行鍛鍊。

身體保持正確姿勢，不僅能減輕膝蓋負擔，還能產生健美和防止老化的作用。

慎選寢具及鞋子，留意床上用品、鞋子等日常穿著或使用的

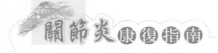

物品。款式儘管重要，但膝蓋舒適與否才是應該首要考慮的，宜
選擇柔軟、合腳、低鞋跟的款式。

不要勉強運動，鍛鍊時大部分的人都會過分重視運動的次
數，但是運動過度也可能引起膝關節的疼痛。

每天的身體狀態和疲勞程度都不相同，所以也不需要每天都
進行固定強度的運動，感到疼痛或進行固定強度的運動感到疼痛
或無力時就停下來。

28. 膝關節骨性關節炎的軟骨損傷可以修復嗎？

軟骨的損傷目前現代醫學認為很難修復，有些藥物可以促進
軟骨修復，但作用甚微。

29. 藥物可使膝關節骨質增生（骨刺）消融掉嗎？

藥物不能使骨刺消融掉，骨刺也不需要切掉，骨刺不是導致
疼痛的直接原因，只是隆起的骨刺更容易使局部組織受到摩擦，
產生軟組織炎症反應，炎症物質刺激神經而致痛。

30. 膝關節骨性關節炎病因有哪些？

長期站立、行走、上下樓梯、過度勞作；膝部承受重力太大
或肥胖；骨質疏鬆、更年期、年齡過大、足部肌肉力量下降，使
膝關節異常受力；足部畸形、平足或高弓足等、步態、走路姿勢
不正確造成力不平衡；外傷、運動造成膝關節損傷；鞋不符合生
理需求，如劣質鞋或高跟鞋；家族遺傳，發育異常。

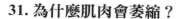

31. 為什麼肌肉會萎縮？

主要原因有：神經興奮衝動的傳導障礙、長時間缺少運動、長期拄拐杖，從而使部分肌纖維廢用，產生廢用性肌萎縮；同時伴有鈣流失；肌肉黏連攣縮導致缺血、營養障礙，肌肉失養，引起營養不良性肌萎縮。常見的有臀部肌肉萎縮，大腿肌肉、小腿肌肉廣泛萎縮。這些肌肉萎縮是可逆性的，透過鍛鍊或治療是可以恢復的。

32. 為什麼會出現膝關節積液？

膝關節積液屬於關節滑膜炎，是膝關節骨性關節炎的併發症之一，由於創傷性外傷、關節內損傷、骨質增生等機械性刺激和軟骨退變、關節炎、關節結核、風濕病等生物化學性刺激，導致膝關節微循環不暢，產生無菌性炎症，而滑膜對炎症刺激的反應是分泌滲液，產生疼痛。

關節滑膜是包繞在關節周圍的一層膜性組織，它不僅是一層保護關節的組織，而且還會產生關節液，為關節的活動提供「潤滑液」。關節液的產生和吸收是一個「動態平衡」，當出現對關節液的重吸收障礙時，由於關節液的產生和吸收動態平衡被打破，關節液的產生大於重吸收，便會出現「關節積水」。所以治療滑膜炎主要是調理微循環系統，及時有效的綜合治療，如中藥外敷、理療等。

33. 以什麼心態面對膝關節骨性關節炎？

積極、樂觀、自信的心態。膝關節骨性關節炎病人常常缺

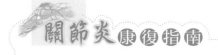

乏對膝關節骨性關節炎的正確認識，對自己的治療沒有信心，甚至自暴自棄，除了治療者要與病人進行言語與非言語的資訊交流，給予其精神上的支持和鼓勵外，病人自己也要建立起治癒疾病的信心，了解膝關節骨性關節炎的病因、病機及可治癒性，清楚正確的治療、康復方法，在精神上鼓勵自己，增強戰勝疾病的信心，配合醫師治療，這樣可以加速疾病的康復，良好的心態還可以增強機體自身康復能力。疼痛是一種感覺，疼痛程度可重可輕，跟人的意念關係緊密，積極、樂觀、自信的心態有利於疼痛感覺的減輕。

34. 為什麼不能大量吸菸喝酒？

酒精中毒可破壞骨結構，引起鈣流失，損傷血管，導致高血脂症，可使血液凝固性發生改變，發生血管栓塞，造成組織缺血；吸菸可以使股骨頭內部的血管損害，自由基增多，骨量下降，加速骨結構破壞。中醫理論自古以來認為，酒是活血通絡的良好引經藥，以藥酒的形式少量服用，對身體是有益的。

35. 天氣變化對病情影響？

大部分膝關節骨性關節炎病人喜暖畏寒，在天氣變冷時病情加重，膝部疼痛加重，其主要原因是潮濕和寒冷兩方面的因素。潮濕可造成膝部、小腿部等處的皮膚、肌肉組織血流緩慢而引起微血管瘀血增加，代謝功能失調，以致病人局部的疼痛症狀加重。因此，在潮濕的條件下，病人除了適當進行膝關節功能活動外，應保持工作和生活環境的乾燥；寒冷主要是透過對膝部、

小腿部的血管收縮，而導致膝部的血液循環障礙，出現瘀血、缺血、水腫等，使病人的病情加重，因此不可在寒冷的地方久坐或睡眠，注意天氣變化，多活動和注意全身保暖，切不可受風寒。許多病人在下雨之前會出現明顯的膝關節疼痛反應，因而被戲稱為「老寒腿」。

36. 為什麼要系統治療？

系統治療是有針對性、有步驟、有療程的原則下的一種治療理念。「有針對性」是對病人的症狀改善有很強的特異性，幾種不同的療法是相互配合，相得益彰的。「有步驟」展現在有些治療每天做一次，有些一天幾次，有些每週一次，治療的手段還遵循「保守─微創─手術」三階梯療法。「有療程」是住院一個療程為半個月，每3個月需複查，院外還需要堅持服藥、功能鍛鍊，甚至伴隨終生。

膝關節骨性關節炎是一種複雜的疾病，絕非一方一藥短時間可以治好的，需要多種治療手段和護理措施進行綜合系統治療。

37. 病情會不斷惡化嗎？

膝關節骨性關節炎在不穩定期，病情可以繼續發展，若繼續過度飲酒、過度勞累，就會加速病情發展；若進行科學合理治療，在保護膝關節不受過度壓力、碾磨前提下，進行正確的拐杖使用、功能鍛鍊，配合中藥干預，理療，就可以控制病情，或終止惡化，使病情好轉；膝關節骨性關節炎在穩定期，一般不會惡化。

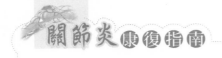

38. 治療原則是什麼？

膝關節骨性關節炎的治療以解決病人的最大痛苦為目的，把以人為本作為指導，治標與治本相結合，局部與整體相結合，動靜結合以動為主，筋骨並重以筋為先的原則。透過科學系統的治療，目的是從根本上解決病人疼痛和關節功能障礙。

39. 中藥湯劑的作用？

中藥辨證施治內服在膝關節骨性關節炎的治療中，可以促使骨壯筋舒，氣血通利，解痙止痛，營衛調和，再生微循環，修復骨結構。

40. 手法鬆解有什麼作用？

可增加全身機能代謝，促進下肢的血液循環，能改善膝關節營養狀況以及代謝產物的排泄，緩解疼痛症狀，擴大關節活動度，加速病情恢復，改善病人精神狀態和提高日常生活能力。

41. 針刀治療有什麼作用？

針刀微創療法將中醫整體觀念及西醫外科手術治療進行有機結合，透過對膝關節周圍痛點的鬆解，可達到消除疼痛、增加關節活動度、減輕關節內壓、激發骨修復、調整力學平衡的作用。

42. 理療有什麼作用？

　　理療主要包括針灸治療、中頻脈衝、電磁治療、雷射治療、紅外線照射、火罐療法等，主要作用有：①改善血液循環，促進炎症物質消散，止痛，消除腫脹。②緩解肌肉痙攣、肢體麻木、關節僵硬。

43. 西醫有哪些基本治療？

　　（1）**病人教育和諮詢**：透過多種方式開展病人教育，普及骨性關節炎病因、治療和預後方面的知識。

　　（2）**減輕體重**：減輕體重有益於減輕症狀和延緩疾病進程。

　　（3）**休息和鍛鍊**：鍛鍊肌肉以支持關節已被證明能有效地減輕疼痛和改善關節活動功能。對罹患輕、中度骨性關節炎的病人進行一些鍛鍊項目，能夠維持和增加受累關節的活動度，增強全身肌力，使病人的活動能力增強。鍛鍊項目應該包括：增加關節活動度鍛鍊，強調在非負重狀態下進行伸屈鍛鍊，如騎自行車活動；增強肌肉強度的訓練，如下肢股四頭肌鍛鍊；增加耐力的鍛鍊。慢性損傷是骨性關節炎最常見的風險因素已眾所周知，因此，骨性關節炎病人應避免劇烈活動，一些年齡較大的病人應透過減少活動來保護關節。這些病人應選擇在關節受力最小的情況下，既能維持關節活動度，又能增加肌肉力量的活動方式，如水中鍛鍊。使關節受碰撞力和扭力的鍛鍊應避免，因為這些鍛鍊能使骨性關節炎加重。下肢骨性關節炎病人應避免長時間的跪和站立，不應做下蹲和上、下樓梯鍛鍊。如關節疼痛明顯，或活動後疼痛加重，積極休息能緩解疼痛，但長時間臥床和關節制動可導

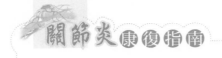

致關節僵硬及關節的進一步損害。

　　理療受累關節局部應用熱敷、超音波和水療等治療措施，能暫時緩解疼痛，特別是髖關節和膝關節等大關節罹患骨性關節炎的病人，這些方法僅能緩解症狀，對於疾病的進程並無治療效果。

　　輔助工具如夾板、支具、手杖和助步器的應用，可減輕受累關節的壓力，增加穩定性，改善功能，減輕下肢關節的受力及行走時的疼痛，有可能延緩關節的退變進程。改變家庭及工作環境，能使骨性關節炎病人更容易完成日常工作。

44. 什麼是人工膝關節置換術？

　　人工膝關節置換手術是一種很安全的手術，而且技術也很成熟。很多病人透過手術治療恢復了正常的日常生活。一般情況下，膝關節人工關節置換都是使用骨水泥型，且是表面置換術，只是把破損的關節面的骨頭切掉，換一個人工的關節面，因此也被稱為人工膝關節表面置換，同時又可以透過手術將膝關節的畸形一起矯正，恢復到正常的情況。膝關節人工關節置換的假體分兩種，一種是固體平台假體，另一種是旋轉平台假體，每種都會有很多型號，寬窄、大小都是醫生到了手術台上測量出來的，根據病人骨頭大小，選擇適合的型號進行安裝。

　　有的病人因為人工膝關節置換術可能出現一些併發症而害怕手術，其實這恐懼是不必要的，因為目前人工膝關節置換術後的常見併發症可以被有效地預防。下肢靜脈炎和深靜脈血栓的發生率也可以透過下肢彈力襪套、足底靜脈幫浦、膝關節功能鍛鍊機的應用而大大降低。感染一向被認為是膝關節置換術的嚴重併

發症，它也可以有效地被避免，具有先進層流設備的手術室可以成功地去除灰塵、細菌及不清潔的空氣，使術後感染率降至不到1%。

就近期療效來說，人工膝關節置換術效果優良，絕大多數病人可以在術後第三天開始站立並進行功能鍛鍊，出院時病人多可以在習步器或拐杖的幫助下充滿信心地行走。對於遠期療效而言，病人在關節置換後症狀都會得到明顯改善，關節疼痛明顯減輕，從事日常活動的能力明顯改善，94%的成功手術病人可保持良好的膝關節功能達二十年。

人工膝關節置換術適合於由疾病或損傷導致的膝關節軟骨磨損破壞，引起膝關節嚴重疼痛、畸形、不穩定、活動障礙等，嚴重影響日常生活及生活品質，經保守治療無效或效果不顯著的病人。人工關節置換術是治療晚期關節病變，特別是膝關節疾病最有效的治療方式。

45. 罹患膝關節骨性關節炎後需要補鈣嗎？

需要。膝關節骨性關節炎修復是骨質的修復，需要通暢的血液循環供應營養，特別需要骨質成分的供給，如鈣元素、膠原蛋白、維生素D、微量元素等，這些物質可以透過中藥和食物得到直接或間接的補充。

46. 哪些因素影響膝關節骨性關節炎的治療效果？

影響膝關節骨性關節炎療效因素有：1.缺乏信心，半途而廢，放棄系統治療。2.大量飲酒、吸菸，大量食用辛辣肥甘厚味

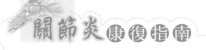

之品。3.長期行走、負重行走、不持拐杖行走、勞累、摔跤、外傷、長期臥床。4.感冒、受寒、濕困。5.焦慮、悲觀、恐懼等消極情緒。膝關節骨性關節炎的更好療效需要耐心按醫囑要求，進行系統綜合治療，定期複查（每3個月複查一次），以便醫生辨證施治調整治療方案。

47. 游泳有哪些好處？

游泳是一種非負重下的運動鍛鍊，人體在水中漂浮是一種放鬆，使得頸椎、胸椎、腰椎、髖關節及下肢等各處關節在放鬆中得到鍛鍊。游泳的方式有許多種，對於膝關節的鍛鍊，推薦在適宜溫度水中游蛙式或進行水中漫步。

48. 膝關節骨性關節炎會引起下肢癱瘓嗎？

不會。癱瘓是由於神經機能發生障礙，身體一部分完全或不完全地喪失運動能力，使隨意動作減退或消失。上運動神經元癱瘓因病變損害的部位不同，在臨床上可產生不同類型的癱瘓，如單癱、偏癱、截癱、四肢癱等，儘管癱瘓的表現不同，但它們都具有相同的特點，即癱瘓肌肉張力增高、腱反射亢進、淺反射消失、出現所謂連帶（聯合）運動和病理反射，癱瘓肌肉不萎縮，電測驗無變性反應。下運動神經元癱瘓其臨床特點為肌張力減低（故又稱弛緩性癱瘓）、腱反射減弱或消失、肌肉萎縮及電測驗有變性反應。癱瘓與神經損害有密切關係，而膝關節骨性關節炎引起的間接神經損傷較小。它主要由於肌肉、韌帶、關節囊等軟組織損傷引起膝關節及下肢功能障礙，肌肉萎縮，不會引起下肢

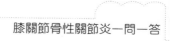

永久性癱瘓，而且透過正確的「功能鍛鍊」，膝關節和下肢的症狀是可以消失的。

49. 膝關節骨性關節炎治癒後會復發嗎？

症狀穩定後一般不會復發，但具備下列條件時有再發的可能：①膝關節超限活動，行走、扭轉、跑跳、上下樓梯過量；劇烈運動致膝部衝擊傷。②孕婦和老年人出現骨代謝紊亂，骨質疏鬆者。③肥胖。④患慢性消耗性疾病，代謝性疾病。⑤吸菸、大量飲酒，過多喝咖啡。

50. 關節內注射哪些物質？

（1）透明質酸衍生物（HA）：如玻璃酸鈉注射液，模擬關節滑液，促使軟骨表層重建、軟骨細胞密度改變，減少滑膜炎症。

（2）激素：可抑制細胞吞噬、炎性介質生成，增加滑液的潤滑特性，增加透明質酸濃度和特性，但激素對透明軟骨有副作用。

（3）中藥製劑：丹參、川芎、紅花等注射液。

（4）生長因子：IGF-1、TGF-β、IL-1/TNF-A 單複製抗體受體拮抗劑等，其原理是延緩或阻斷膝關節骨性關節炎軟骨的降解。

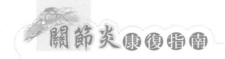

51. 膝痛如何採取溫度療法？

加溫、冷卻的溫度差產生決定性作用。加溫方式有沐浴、毛巾熱敷等。冷卻方式有罐裝飲料、濕敷布、冰袋。

溫度療法應採冷熱交替進行。急性損傷性疼痛先用冷水，但應每間隔2小時1次，1次進行15分鐘為宜，待消腫後（1～2天）用溫水；慢性勞損性疼痛用溫水，以淋浴或毛巾熱敷等方式進行，然後可以用冷水。務必注意的是：若用溫水感到疼痛加劇，就要立刻停止加溫，換為冷卻療法；若冷卻療法疼痛加重，試著用毛巾熱敷或洗熱水澡。

52. 加溫的治療原理是什麼？

因冷卻收縮的血管在加溫後張開通暢；血液順暢到達身體末端及微血管；血液循環順暢，肌肉得到放鬆。加溫可緩解的症狀：肌肉疲勞導致的疼痛和無力；著涼導致的疲勞與煩躁；血液流通不暢產生的煩躁與麻木感。

53. 熱敷法如何使用？

熱敷毛巾的製作方法：準備4塊乾手帕和1個塑膠袋；將2塊手帕浸濕，輕輕擰到水滴緩緩滴下的程度即可。將濕手帕裝入塑膠袋中，放進微波爐。塑膠袋口開著，加熱1分鐘。將塑膠袋取出，用乾手帕包住，可以增減手帕塊數來調節溫度。以膝蓋為中心加溫，熱敷於膝蓋及周圍肌膚，進行加溫。15分鐘1次，進行2次，熱敷於膝蓋。毛巾逐漸變涼後，重新加熱毛巾，再加溫15分鐘。此種熱敷法便於調節溫度；深入患部，去除疼痛；產生緩解

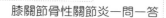

精神緊張的作用。注意：不要直接敷於患部；不要擰得過乾；塑膠袋不用封口；溫度適宜，不致增加疼痛。

54. 冷卻的治療原理是什麼？

用於炎症、燥熱導致的疼痛；冷卻後，血管收縮，治癒水腫；體溫恢復後，血管張開，血液循環通暢。

55. 冰袋冷卻如何使用？

冰袋冷卻應對膝關節初期導致的水腫。

實踐方法：將冰塊放入塑膠袋中封好口，並用毛巾包住。在塑膠袋中放入食鹽，可以增加冰塊持續的時間。一次冷卻大約15分鐘，然後終止5分鐘，1天最多進行4次，即冷卻時間不超過1小時。或從陰涼處或小河裡撿幾顆石子，用手帕包好，放在患處進行冷卻。或室外方便買到冰鎮的罐裝飲料，將其用手帕包住，放於患處即可進行冷卻。冰袋冷卻可以抑制突然出現的疼痛；緩解水腫；緩解緊張煩躁的情緒。注意：因冷卻而感到疼痛時要立刻停止；冷的程度和承受能力要相應。

56. 沐浴法如何使用？

沐浴法應對慢性疼痛和運動後產生的疲勞感。

實踐方法：在熱水中浸泡10分鐘左右，膝蓋浸在水中，輕輕彎曲、伸展，活動大腿與腿肚。另外，輕輕搓擦膝蓋也有效果。離開浴缸，進行1分鐘淋洗，用20℃的冷水集中沖洗疼痛部位1分

鐘。再次浸泡於熱水中4分鐘左右，這樣冷水沖洗1分鐘，再浸泡熱水5分鐘，即可取得去除疲勞的效果。優點：使用沐浴劑能夠得到雙重效果；浴後身體可長時間保持溫暖；配合進行按摩或伸展運動會更好。注意浴室和更衣室的溫度要相同；一天沐浴不要超過2次，否則會加劇疲勞感；突發劇烈膝痛時不宜沐浴。使用沐浴劑效果更佳。

57. 按摩大腿的方法是什麼？

此法應對支撐膝蓋處大腿肌肉的疲勞。

實踐方法：輕擦法按摩大腿前側2分鐘，由下至上，從外側至內側輕輕按摩大腿3～4次。再俯臥，膝蓋稍彎曲，以適宜力道從膝蓋向臀部，即按照血液流向心臟的順序，進行輕擦按摩。分別按摩大腿的外側和內側，按摩膝蓋力道要輕，按摩大腿至臀部則力道逐漸加大，慢慢按壓。

58. 按摩小腿的方法是什麼？

此法應對支撐膝蓋處小腿肌肉的疲勞。

實踐方法：雙手大拇指相互配合，以較大力道按壓同一部位2～3次，從腳部直至膝蓋。最後，採用輕擦法輕輕搓擦。彎曲膝蓋揉捏按摩，開始時輕輕搓擦小腿肚，之後用大拇指和食指揉捏按摩2～3分鐘。

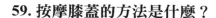

59. 按摩膝蓋的方法是什麼？

此法應對膝蓋及附近的疼痛。

實踐方法：腿伸直，從下到上用手掌輕輕搓擦膝蓋及附近部位，再用手抓捏膝蓋後側肌肉，以適宜力道像畫圓一樣慢慢轉5～6圈。輕輕彎曲膝蓋，從膝蓋骨向後側輕擦5次左右，然後一隻手按在小腿處產生固定作用，另一隻手用大拇指和食指指腹按壓膝蓋及附近2～3次。注意有如下症狀時不宜按摩：膝蓋本身疼痛、肌膚燥熱或水腫、血液蓄積、膝蓋完全不能彎曲。

60. 仰臥位如何鍛鍊？

實踐方法：下顎微收，舒展全身，仰臥，兩腿放平，全身放鬆。用力於大腿和膝蓋處，使肌肉保持緊繃狀態約5秒。大腿和膝蓋放鬆，休息5秒。這樣重複5次，每天伸展5次。工作時持續相同姿勢1小時後就應該做5分鐘的體操。

61. 坐著如何鍛鍊？

實踐方法：坐在低的椅子上，收腹，挺直腰，雙手放在大腿與膝蓋之間，稍靠內側。雙腳左右交替著慢慢抬起，稍低於水平位置，靜止5秒，再慢慢放下。不進行負重練習的話，可以白天邊看電視邊鍛鍊，並逐漸增加次數。腿部負重1公斤重量時，做5次就能取得充分的效果。左右各5次以上，且沒有上限。

注意事項：1.膝蓋伸展過直反而會產生副作用。2.此法能鍛鍊大腿前側肌肉。3.膝蓋水腫與膝蓋血流不暢時不要進行。4.抬高腳尖並不是目的。

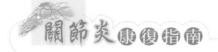

62. 仰臥如何鍛鍊？

實踐方法：仰臥，雙腿伸直，手臂隨意放於體側。將疼痛一側腿部慢慢抬起，與床呈30°角，靜止5秒，然後慢慢放鬆，下落，重複10次。膝蓋可自如彎曲的話，可用雙手抱起膝蓋，邊吐氣邊慢慢放下。有疼痛感時，可以沐浴並在浴後進行按摩。體力充足的人可以在腳腕等部位增加1公斤左右的重量，用砂袋、鹽袋等皆可。進行負重練習可以取得更好的效果。

疼痛的一側至少做10次，最好雙腿都進行鍛鍊。

注意事項：1.此法能鍛鍊大腿前側肌肉。2.不要抬起過高。3.體力小的人採用其他方法強化肌肉。4.腿放下時也要緩慢。

63. 側臥位如何鍛鍊？

主要是應對腿部扭轉時出現的疼痛。

實踐方法：側臥，雙腿伸直，兩臂放於體前以保持身體平衡。難以保持平衡的人，可以透過背部靠牆來協調；抬起體上一側腿部，並保持5秒，然後慢慢放鬆，下落。重複5次左右。腿部抬得過高容易導致腰部疼痛，抬高20°左右即可；也可以進行負重練習，但重量控制在2.5公斤即可，用毛巾等固定在腳腕處。

運動時間：不管有無痛感，雙腿各做5次以上。

64. 俯臥位如何鍛鍊？

應對膝蓋彎曲時出現的疼痛。

實踐方法：俯臥，雙腿伸直，手臂自然放於體側，為預防腰痛，將坐墊放在腹部之下。用力將腿向上抬起，腳高於床20～

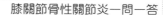

30公分堅持5秒，呼吸保持順暢均勻，然後慢慢放鬆，下落，以上動作重複5次。強行練習可能引發腰痛，若難以抬起的話，可以在膝蓋下放上坐墊等，墊高10公分左右，之後適度運動。由搭檔來握住自己的腳腕並用力，增加負荷之後仍以上述要領進行鍛鍊，但應注意訓練強度要適宜，強度過大容易導致腰痛。

運動時間：左、右各5次左右。

注意事項：1. 此法能鍛鍊大腿後側肌肉。2. 身體不要扭轉過度。3. 腿要抬高，保持膝蓋伸直。4. 注意運動量不要過大，否則會引起腰部疼痛。

65. 站立位如何鍛鍊？

應對腿肚處的肌肉疼痛。

實踐方法：站直，將手放在腰部，雙腿前後錯開，腳尖朝外。先深深吸氣，隨後慢慢呼氣，呼氣的同時將膝蓋彎曲，身體向下，在感到困難時停止並保持這一姿勢。保持著膝蓋彎曲的姿勢吸氣，之後慢慢呼氣，並隨著呼氣恢復直立姿勢。雙腿前後位置進行交換，左、右各做5次。

注意事項：1. 此法能鍛鍊腿肚鼓起處。2. 腰不要後仰。3. 腹部不要前傾。4. 呼吸要平穩，不要憋氣。

66. 一天結束後的疲勞如何透過鍛鍊緩解？

實踐方法：坐下，一側膝蓋彎曲，雙手抱住此側的腳掌。手抱著腳向斜上方伸展，拉伸大腿肌肉，並保持5秒。彎曲膝蓋，慢慢放下後，伸展另一側肌肉。左、右各重複5次。

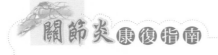

注意事項：1. 此法能放鬆大腿後側直到腿肚處的肌肉。2. 身體不要過度扭轉。3. 保持平穩自然的呼吸。4. 沐浴後身體溫暖時最為適宜。

67. 如何散步？

實踐方法：以適宜自己的步伐頻率行走，始終保持耳、肩、腳後跟成一條直線，身體平衡勻稱地向前走。以腳後跟著地，緩解衝擊力道。身體重心從腳掌內側移到腳趾根部，最後腳掌用力踏出。邁步時，腳尖最後離地。選擇鞋跟堅硬並稍高，腳尖處寬鬆，便於運動的鞋子，推薦帶有氣墊的鞋底。

運動時間：每次20～30分鐘。

注意事項：1. 步行速度不宜過快或過慢。2. 不要穿著涼鞋。3. 不要歪著走路。4. 不要在意步伐是否均勻，不勉強而為。要是次日出現疲乏或疼痛，下次步行要適當減少距離和時間。

68. 輔助工具的選擇應注意什麼？

（1）宜使用護膝來支撐關節，宜選擇有支撐力量的護膝。

（2）忌經常戴著護膝，宜漸漸減少使用時間，不要太過於依賴。

（3）忌護膝繫的過緊，或使血液循環減慢。

（4）宜藉助手杖支撐身體重量，手杖距身體20公分，成角30°。

（5）選擇手杖是為了增大自己的活動範圍，忌不出門運動。

（6）使用適宜的手杖會樂於步行，不會加速肌肉老化。

69. 日常習慣有哪些宜忌？

（1）上樓時宜使用扶手欄杆，可減輕膝蓋負重。

（2）忌行走於樓梯中央，避免被捲入人群。

（3）忌使用日式家具，經常端坐在榻榻米上，以免給膝蓋帶來負擔。

70.按摩有何宜忌？

（1）疼痛時宜用輕擦法按摩穴位。

（2）按摩忌直接接觸患部，避免用力過大。

（3）忌長時間按摩。

71. 走路有何宜忌？

（1）宜穿著不給膝蓋過度壓力的鞋子，養成穿著安定平穩的鞋子的習慣，鞋跟宜較硬，前端有能讓腳尖自由彎曲的空間。

（2）忌穿著高跟鞋或拖鞋。

（3）忌穿著只有腳部前側固定的高跟鞋。

72. 睡眠有何宜忌？

（1）宜採取自己感覺舒適的睡姿，仰臥或側臥。

（2）膝蓋下忌墊著枕頭或墊子。

（3）忌膝蓋抬起的睡姿。

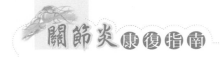

（4）忌膝蓋過度彎曲。

73. 如何看治療效果？

治療有效可從四個方面看。

（1）**症狀改善**：疼痛消失，或未繼續加重，或程度減輕，或發生部位減少，發生頻率降低；功能障礙解除，或關節活動度增大，步態跛行改善；僵直感覺減輕或消失，患肢肌力增強。

（2）**影像學顯示**：X光片、CT複查形態穩定，關節間隙未進一步狹窄；MRI顯示水信號減少。

（3）**JOA評分**：改善率大於50%。

（4）**依據《中醫病證診斷療效標準》進行臨床療效評定**：看整體效率。

74. 膝關節骨性關節炎預後如何？

膝關節骨性關節炎預後有以下四種病變結果。

第一種結果：完全康復同正常人，無症狀，不再復發。第二種結果：膝關節無明顯疼痛，可自行1,000公尺，可伴輕度跛行。第三種結果：膝關節有時疼痛，可輔助行走100公尺，伴跛行。第四種結果：跛行呈一瘸一拐，疼痛難忍或不能行走。

75. 目前膝關節骨性關節炎的研究新進展有哪些？

（1）**軟骨移植療法**：軟骨移植術（chondral transplantation CTP）是近幾年研究的一個熱門項目，也被認為是較有前途的治

療方法之一，有骨軟骨移植和軟骨細胞移植。目前開展的骨軟骨移植是自體移植，在開放或關節鏡下，在非負重或不重要的關節上取正常骨軟骨條，鑲嵌式移植在受區缺損面。軟骨細胞移植療法是指運用自體或異體軟骨細胞移植，組織工程化軟骨移植，促進軟骨再生，具有痛苦小，易恢復的特點。

（2）**細胞因子治療**：關節內注射促進軟骨修復的細胞因子，如IL-1/TNF-α單複製抗體受體拮抗劑、胰島素樣生長因子-1或轉換生長因子都能延緩或阻斷骨關節炎軟骨的降解，促進軟骨的修復。但是細胞因子也有一些缺點，如被關節液稀釋、半衰期較短，影響效果發揮，而且價格昂貴限制了實際應用。

（3）**基因治療**：近幾年來基因治療本病取得了極大的發展。關於目的基因的選擇，主要從抑制軟骨基質的降解和促進基質合成兩個方面入手。基因治療就是在細胞內插入一段目的基因，使細胞自身能夠分泌原來不能分泌的蛋白質，從而達到治療的目的。

附錄：二十四節氣養生的重要

　　《黃帝內經》中關於春季養生的總綱說：「春三月，此謂發陳，天地俱生，萬物以榮。夜臥早起，廣步於庭，披髮緩形，以使志生；生而勿殺，予而勿奪，賞而勿罰。此春氣之應，養生之道也。逆之則傷肝，夏為寒變，奉長者少。」

　　春季是推陳出新、生命萌發的季節，萬物開始復甦，欣欣向榮。這時人們應該晚睡早起，散開頭髮，解開衣帶，使形體舒展，散步於庭院，以使心情愉悅，生機勃發。中醫認為「動則養形，活則血流」，「廣步於庭，披髮緩形」屬於「活動」的範圍，對保持人體血液流動的暢通有很大益處。春季肝陽生發，氣血流通比冬季要頻繁得多，機體各部分都相對更加活躍，紓緩而又不劇烈的鍛鍊對身心都大有裨益。

　　春季在五行中屬木，與肝相對應。肝喜條達而厭抑鬱，因此人們在春季一定要保持心情舒暢、心境平和。做到不惱怒、不憤恨、樂觀、豁達，精氣就不易耗散，形體也不易衰憊，自然可以使「志」生。此時只懷一個欣欣向榮的心思，不要濫行殺伐，多施予，少斂奪，多獎勵，少懲罰。這是與春季對應的養生的道和規律。如果違逆的話就容易損傷肝臟，到夏天就會出現「奉長者少」的問題。

　　《黃帝內經》中關於夏季養生的總綱說：「夏三月，此謂蕃秀，天地氣交，萬物華實。夜臥早起，無厭於日，使志無怒，使華英成秀，使氣得洩，若所愛在外，此夏氣之應，養長之道也。

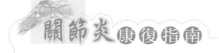

逆之則傷心，秋為痎瘧，奉收者少，冬至重病。」

一年四季中，夏季是陽氣最盛的季節，氣候炎熱而生機旺盛。此時是人體新陳代謝的時期，陽氣外發，伏陰在內，氣血運行亦相應地旺盛起來，活躍於機體表面。皮膚毛孔開洩，而使汗液排出。透過出汗以調節體溫，適應暑熱的氣候。同時又要注意保護人體陽氣，防止因避暑而過分貪涼，傷害了體內的陽氣。

夏季應該晚睡早起，不厭煩白晝日長，不抱怨氣候炎熱。神情舒暢，避免激動、惱怒，使神清氣爽，適應夏天的萬物繁秀。夏季人體內陽氣向外宣洩，應該保持體內陽氣通暢，使精神飽滿，對外界事物保持濃厚興趣。這是保持夏季長養之氣的方法。違逆夏季陽氣生發會損傷心臟。夏天沒養好身體，陽氣沒有很好的宣洩，奉獻給秋天的東西就很少。秋「收」的能力就會減弱，就會咳瘧，或感冒，或痢疾。

「夏季要長」養生要注意精神調養，神氣充足，則人體的機能旺盛而諧調；神氣渙散，則人體的一切機能遭到破壞。火熱為夏，內應於心，心主血、藏神。七情過極皆可會傷心，致使心神不安。不正常的情志可損傷心的功能。心的功能受到影響，會影響人體的一切機能活動。

萬物成熟，平定收斂的秋季，《黃帝內經》中關於秋季養生的總綱說：「秋三月，此謂容平，天氣以急，地氣以明。早臥早起，與雞俱興，使志安寧，以緩秋刑，收斂神氣，使秋氣平，無外其志，使肺氣清，此秋氣之應，養收之道也。逆之則傷肺，冬為飧泄，奉藏者少。」

秋季對應五氣中的燥和五行中的金，是陽消陰長的過渡季節，萬物收斂的季節。按中醫的養生原則來講，秋季對應五化中的「收」，這個「收」有收穫的意思，也有收藏的意思。秋季善

收指人要因天之序，按照自然的發展秩序去安排生活。到了秋季的時候，應該收斂養精。

秋季容易出現陰雨連綿的天氣，有時候可以持續數十天，此時，人大腦中調控人情緒的松果腺因缺乏光照的刺激而分泌不正常，導致人的情緒出現抑鬱、低落和愁思，加上外界景色蕭瑟、落葉滿階，人容易觸景生情，更加憂愁，因此秋季要格外注意情緒調控。

秋三月要早睡早起，雞棲而睡，雞鳴而起。收斂神氣，保津斂汗，不要無謂的消耗陽氣。還要把心情融入到豐收的喜悅中去，感受大自然經過了春生、夏長之後對人類的回饋，避免因為秋令肅殺、草木凋零帶給自己抑鬱悲秋的心情。收斂好身心，養好人體的精、氣、神，迎接寒冷冬季。

《黃帝內經》中關於冬季養生的總綱說：「冬三月，此謂閉藏，水冰地坼，無擾乎陽。早臥晚起，必待日光；使志若伏若匿，若有私意，若已有得；去寒就溫，無洩皮膚，使氣亟奪，此冬氣之應，養藏之道也。逆之則傷腎，春為痿厥，奉生者少。」

冬季是天寒地坼，萬木凋零，生機潛伏閉藏的季節，人體的陽氣也隨著自然界的轉化而潛藏於內。草木凋零，蟄蟲伏藏，萬物活動趨向休止，以冬眠狀態養精蓄銳，為來春生機勃發做準備。因此，冬季養生應順應自然界閉藏之規律，以斂陰護陽為根本。如果人體違逆了冬季閉藏之氣，就會傷害到腎氣。冬季傷害了腎氣，到了春季就要發生痿厥的病變，這是因為人在冬季養「藏」氣不足，到春季奉養「生」氣力量不夠所導致的。

在冬季人們應當早睡晚起，早晨等太陽升起後起身；使自己的志意伏匿，保持安靜，彷彿有私意在胸中，又像所求已得而不外露，使神氣內藏；應該避寒就溫，不要開洩皮膚出汗，致使

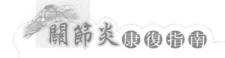

陽氣頻數耗奪，這就是應冬季閉藏之氣，調養人體「藏氣」的道理。

《黃帝內經・素問・四氣調神大論》說：「故陰陽四時者，萬物之終始也，死生曰之本也。逆之則災害生，從之則苛疾不起，是謂得道。」也就是說，陰陽四時是萬物的始終和根本。如果違逆四時變化的規律，人體的節律週期就會受到干擾，產生沉痾疾病。

在長期的觀察和積累中，富於創造的華夏祖先根據太陽在黃道（即地球繞太陽公轉的軌道）上的位置及引起地面氣候演變的次序，將全年分為二十四個階段，每部分相隔約十五天。這樣就劃分了全年的二十四節氣。

人類自從誕生在這個世界上，就沒有停止過對生命現象的觀察，長期的觀察積累，使人們發現一切有生命物質存在的本源，在於大自然的運動變化。地球自轉和繞太陽公轉，產生了地表氣候春溫、夏熱、秋涼、冬寒的四季變遷，以及陰陽消長的變化過程。

早在春秋戰國時期，我國就已經能用土圭來測量正午太陽影子的長短，以確定冬至、夏至、春分、秋分四個節氣。

在《周禮》一書中有關於土圭測日影的記錄，標示著二十四節氣開始初步形成基本框架。一年中，土圭在正午時分影子最短的一天為夏至，最長的一天為冬至，影子長度適中的分別為春分或秋分。

中華文明源遠流長、博大精深，早在周朝時期就出現了驗證月令變易的七十二候應和推算年、月、節氣的《周易》。這些先人的智慧彼此相互輝映，共同締造了恢弘浩大的華夏五千年。

宋代王應麟的《玉海》中記載：「五日為一候，三候為一

氣，故一歲有二十四節氣，一年每月二氣，在月首者為節氣，在月中者為中氣。」古人在生產過程中觀察發現可以用鳥獸草木的特徵變化來驗證月令的變易。於是以五日為一候，三候為一氣，一年二十四節氣共七十二候。

一年四季不斷循環，古人用卦象來表現每個月的陰陽數量。華夏先人用《周易》來推算年、月和節令，《史記·曆書》中有記載：「皇帝考星曆，建五行，起消息，正閏餘。」其中「起消息」指的就是《周易》中的十二消息卦。

冬至節時，卦象上面是五個陰，底下已經有一根表示陽的線出現了，在諺語中被表述為「冬至一陽生」，說明在天氣最寒冷的冬季，大地其實已經在開始轉暖了。我們把夏至和冬至做直線平分黃道，套用陰陽太極圖就可以看到，從冬至到夏至是一個陽生陰降的過程，同樣地，反過來看，從夏至到冬至是一個陽消陰長的過程。太極圖準確具體地表示了一年四季的陰陽消長。

《黃帝內經·素問·寶命全形論》：「人與天地相參也，與日月相應也。」就是說人處於大自然之中，要受天地日月的影響和左右。當自然界按照自己的規律日復一日，周而復始不斷運動變化的時候，人類也會受到影響，人類長期在這種自然環境下生活，身體內部的情況也跟著外部環境的變化而發生著變化，反映出人體內的氣血盛衰，陰陽消長等。

肝與春氣相應，春三月是肝木當令之時，肝的特性為喜條達，主疏泄。肝氣的舒展與人的精神活動密切相關，因此春季應該多注意疏肝理氣、柔肝養肝，順應春天陽氣舒展，使人體的各項機能正常運轉。

心與夏氣相通，心在五行中屬火，主血脈，主神志，主宰生命活動。中醫中有「心者，五臟六腑之大主」的說法，認為心臟

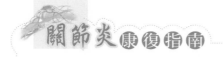

的正常搏動，有賴於心氣充沛，從而使血液充盈、脈道暢通。心是陽臟，主陽氣，在夏季自然陽氣最旺盛時候，心陽也最旺盛，功能最強。

脾與長夏相應，長夏是指從立秋到秋分的時段，是中醫學的一個概念和範疇。中醫認為長夏屬土，與五臟中的脾土相對應。長夏的氣候濕氣當令，濕邪最容易侵犯脾胃，導致消化、吸收功能紊亂，即中醫中所說的「濕氣通於脾」。

肺與秋氣相應，肺在五臟中居於最高位置，藉由氣管、喉、鼻直接與外界相通，因此更易受外界環境影響，肺臟承擔著儲存津液精華之氣的作用，中醫中稱為「水上之源」。秋季氣候燥令當行，燥邪最易侵犯人體，耗傷肺的陰津，人容易出現乾咳、口鼻乾燥等症狀。

腎與冬氣相應，腎的生理特點是主藏精，主水液，主納氣，為人體臟腑陰陽之本，生命之源，故稱為先天之本。腎在五行屬水，為陰中之陽，在四時與冬季相應。中醫說：「腎藏精，宜藏而不宜洩；腎主命火，宜潛不宜露。」意思就是說腎是人體活動陰精之所聚，生命活動之本源。

順應四時，陰陽調合的養生觀：《黃帝內經》說：「夫四時陰陽者，萬物之根本也。所以聖人春夏養陽，秋冬養陰，以從其根。」根據四時的陰消陽長，自然界存在著生、長、化、收、藏的變化規律，人類養生也應該遵照和順應這個規律，取得人體內外環境的統一和諧調，這就是順時養生的理論依據。

根據《易經》所述，陰陽變化的基本規律是：陽長則陰消，陰長則陽消；陰極則陽生，陽極則陰生。反映到一年當中夏至是陽極，陽極則陰就會生，所以，秋、冬的變化規律就是陰長陽消，白晝漸短，夜晚漸長；天氣漸寒，熱氣漸消。冬至是陰極，

陰極則陽生，所以春夏的變化規律就是陽長陰消，白晝漸長，夜晚漸短；天氣漸暖，寒氣漸消。

陽極陰生，陽極則一陰長；陰極陽生，陰極則一陽長。

春要養「生」，就是應該借助大自然萬物復甦的生機，去激發人體的生機，鼓動生命的活力，從而進一步激發五臟，儘快從冬天的藏伏狀態中走出來，進入新一年的生命活動。

夏要養「長」，夏季暑氣正盛，內應於心，陽氣外發，伏陰在內，是人體新陳代謝旺盛的時期，是萬物生長變化的高峰期，要利用夏天天地的長勢，去促進人體的生長功能。

秋要養「收」，秋季是一個陰長陽消的季節，萬物肅殺，要順應大自然的收勢，來說明五臟也進入收養狀態，從興奮、宣發逐漸轉向內收、平靜的狀態。

冬要養「藏」，冬季陰盛陽衰，萬物進入蟄伏，要順應大自然的藏伏趨勢，調整人體的五臟，讓人體的各部分機能也進入休整狀態，相對冬眠。

《黃帝內經》說：「人與天地相參也，與日月相應也。」人生天地間，一切生命活動都是與大自然息息相關，無論是四時氣候的變化、晝夜晨昏的更替，還是日月星辰的運轉，都會對人體的五臟六腑和生理時鐘產生影響。人要依靠天地之氣提供的物質條件才能生存，同時也要適應四時陰陽的變化規律，才能得以健康的發育生長，因此就產生了天人合一、順應四時的健康理念。以中國傳統的二十四節氣為主軸，對這個理念進行剖析，並提供相應可行的養生方法，是本書的宗旨所在。

《呂氏春秋》提到：「天生陰陽寒暑燥濕，四時之化，萬物之變，莫不為利，莫不為害。聖人察陰陽之宜，辨萬物之利，以便生，故精神安乎形，而壽長焉。」意即順應自然規律並非被動

的去適應，而是要採取積極主動的態度，先掌握自然界晝夜寒暑變化的規律，再針對外邪侵擾採取防禦的措施。

二十四節氣是根據太陽在黃道（即地球繞太陽公轉的軌道）上的位置來劃分的。視太陽從春分點（黃經零度，此時太陽垂直照射赤道）出發，每前進15°為一個節氣；運行一周後又回到春分點，為一回歸年，合360°，因此分為二十四個節氣。在農曆中，以立春為二十四節氣的開端。二十四個節氣的名稱，是結合當時的自然氣候、景觀與北斗七星中的魁、衡、杓三星隨著天體之運行，其所指的地方所命名而來的。

二十四節氣是華夏祖先在歷經千百年的觀察與實踐後所創造出來的文化遺產。春溫、夏熱、秋涼、冬寒的氣候變遷，會帶來風、寒、暑、濕、熱等氣候環境，對人體的臟腑、氣血產生影響。氣候變遷還會帶來人體經絡與生理時鐘的細微變化，在本書中均有詳細說明。因此，養生應該因人、因時而異，區別對待，不能泛泛而論，隨波逐流。

《黃帝內經》所云：「四時陰陽者，萬物之根本也，所以聖人春夏養陽，秋冬養陰，以從其根」為基礎，以中國傳統經典文化的二十四節氣為主軸，結合中華經典《黃帝內經》中的養生理論和健康理念，深入淺出地介紹了氣候變化對人體節律周期與健康的影響，破解了中華傳統健康理念的奧祕，同時，結合現代西醫科學，提供了切實可行的保健方法。

闡述了二十四節氣與傳統文化、物候變化對人體臟腑和生理時鐘的影響以及天人合一、陰陽調合的養生理念。同時，結合四季變遷，針對每個節氣提出養生總綱，又圍繞不同節氣的變化，仔細重點地介紹了節氣變換、氣候變化等對人體各部分機能的影響。

　　人們掌握二十四節氣變化的規律，遵循陰陽五行生、長、化、收、藏的變化規律，對人體進行科學的調養；根據大自然的四時變化來調節人體的五臟氣血，保持生命的健康與活力，不僅使您在養生上有所領悟，同時達到養生、養心、養性並舉的境界。

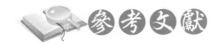 參考文獻

[1]《針刀醫學原理》，朱漢章，北京：人民衛生出版社，2002.

[2]《魯周同正骨要旨》，孟邇、張漢慶，北京：中國醫藥科技出版社，2009.

[3]《中西醫結合治療膝關節骨性關節炎》，依智雄，北京：人民衛生出版社，2008.

[4]《針刀治療膝部疾病》，金福興，北京：中國醫藥科技出版社，2009.

[5]《中西醫結合治療骨關節炎》，劉獻詳、林燕萍，北京：人民衛生出版社，2009.

[6]《針刀治療髖部疾病》，張照慶，北京：中國醫藥科技出版社，2008.

[7]《局部解剖學》，王懷經，北京：人民衛生出版社，2005.

[8]《你正在被催眠》，格桑澤仁，北京：世界圖書出版公司，2009.

[9]《骨關節疼痛家庭療法》，王金成，長春：吉林科學技術出版社，2010.

[10]《實用骨科學》，胥少汀、葛寶豐、徐印坎，三版，北京：人民軍醫出版社，2009.

健康養生小百科好書推薦

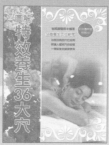

圖解特效養生36大穴
NT：300（附DVD）

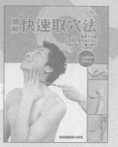

圖解快速取穴法
NT：300（附DVD）

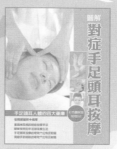

圖解對症手足頭耳按摩
NT：300（附DVD）

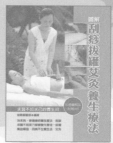

圖解刮痧拔罐艾灸養生療法
NT：300（附DVD）

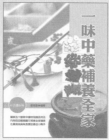

一味中藥補養全家
NT：280

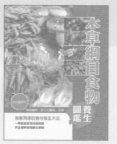

本草綱目食物養生圖鑑
NT：300

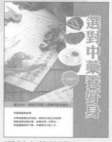

選對中藥養好身
NT：300

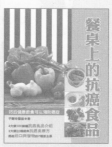

餐桌上的抗癌食品
NT：280

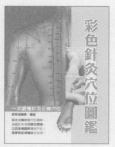

彩色針灸穴位圖鑑
NT：280

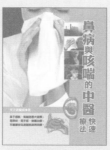

鼻病與咳喘的中醫快速
療法 NT：300

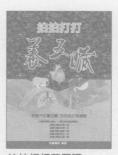

拍拍打打養五臟
NT：300

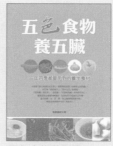

五色食物養五臟
NT：280

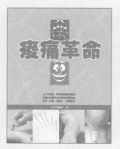

痠痛革命
NT：300

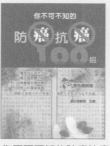

你不可不知的防癌抗癌
100招 NT：300

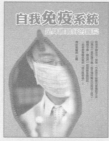

自我免疫系統是身體最好的醫院
NT：270

心理勵志小百科好書推薦

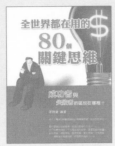

全世界都在用的80個
關鍵思維NT：280

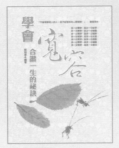

學會寬容
NT：280

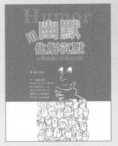

用幽默化解沉默
NT：280

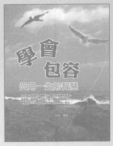

學會包容
NT：280

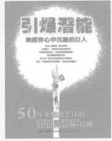

引爆潛能
NT：280

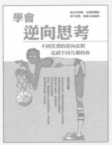

學會逆向思考
NT：280

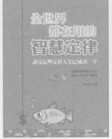

全世界都在用的智慧
定律 NT：300

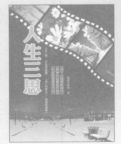

人生三思
NT：270

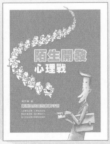

陌生開發心理戰
NT：270

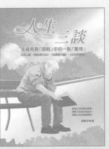

人生三談
NT：270

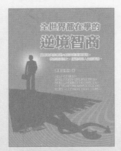

全世界都在學的逆境
智商NT：280

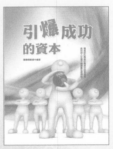

引爆成功的資本
NT：280

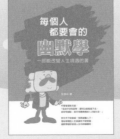

每個人都要會的幽默學
NT：280

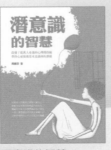

潛意識的智慧
NT：270

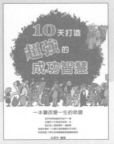

10天打造超強的成功智慧
NT：280

國家圖書館出版品預行編目資料

關節炎康復指南 / 丑鋼、李曙波作. -- 初版. --
新北市：華志文化，2013.10
面； 公分. --（健康養生小百科；18）

ISBN 978-986-5936-51-8（平裝）

1. 退化性關節炎

416.63　　　　　　　　　102016896

日　華志文化事業有限公司
系列／健康養生小百科 ⓪①⑧
書名／關節炎康復指南

作　者　丑鋼、李曙波醫師
執行編輯　林雅婷
美術編輯　簡郁庭
封面設計　黃雲華
文字校對　陳麗鳳
企劃執行　康敏才
總　編　輯　黃志中
社　長　楊凱翔
出版者　華志文化事業有限公司
電子信箱　huachihbook@yahoo.com.tw
地　址　116台北市興隆路四段九十六巷三弄六號四樓
電　話　02-22341779
印製排版　辰皓國際出版製作有限公司

總經銷商　旭昇圖書有限公司
地　址　235新北市中和區中山路二段三五二號二樓
電　話　02-22451480
傳　真　02-22451479
郵政劃撥　戶名：旭昇圖書有限公司（帳號：12935041）
電子信箱　s1686688@ms31.hinet.net

出版日期　西元二〇一三年十月初版第一刷
售　價　二七〇元
版權所有　禁止翻印
湖北科技出版社獨家授權台灣華志出版
Printed in Taiwan

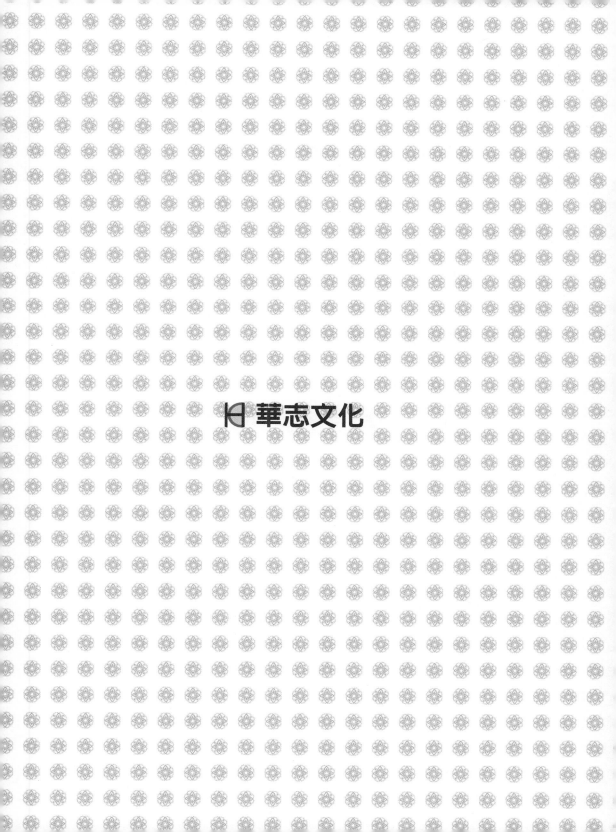

華志文化

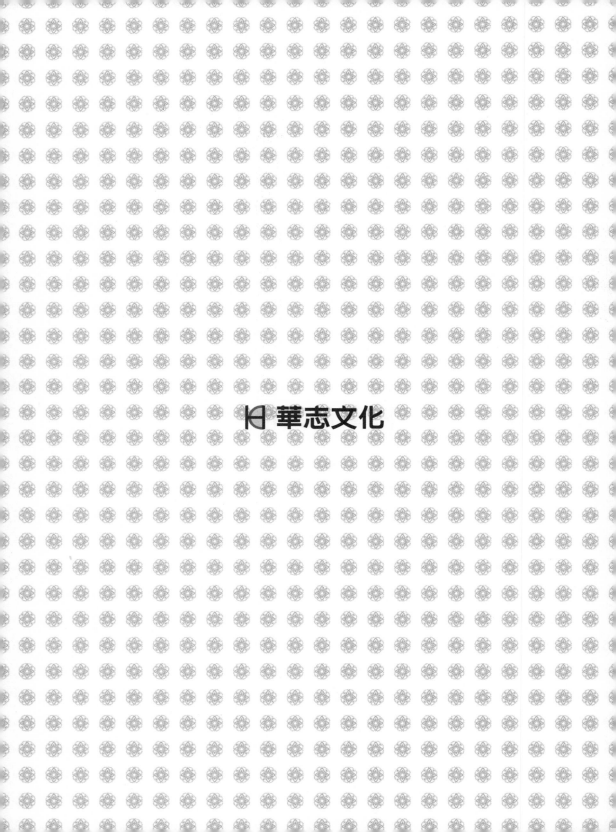
華志文化